大展好書　好書大展

品嘗好書　冠群可期

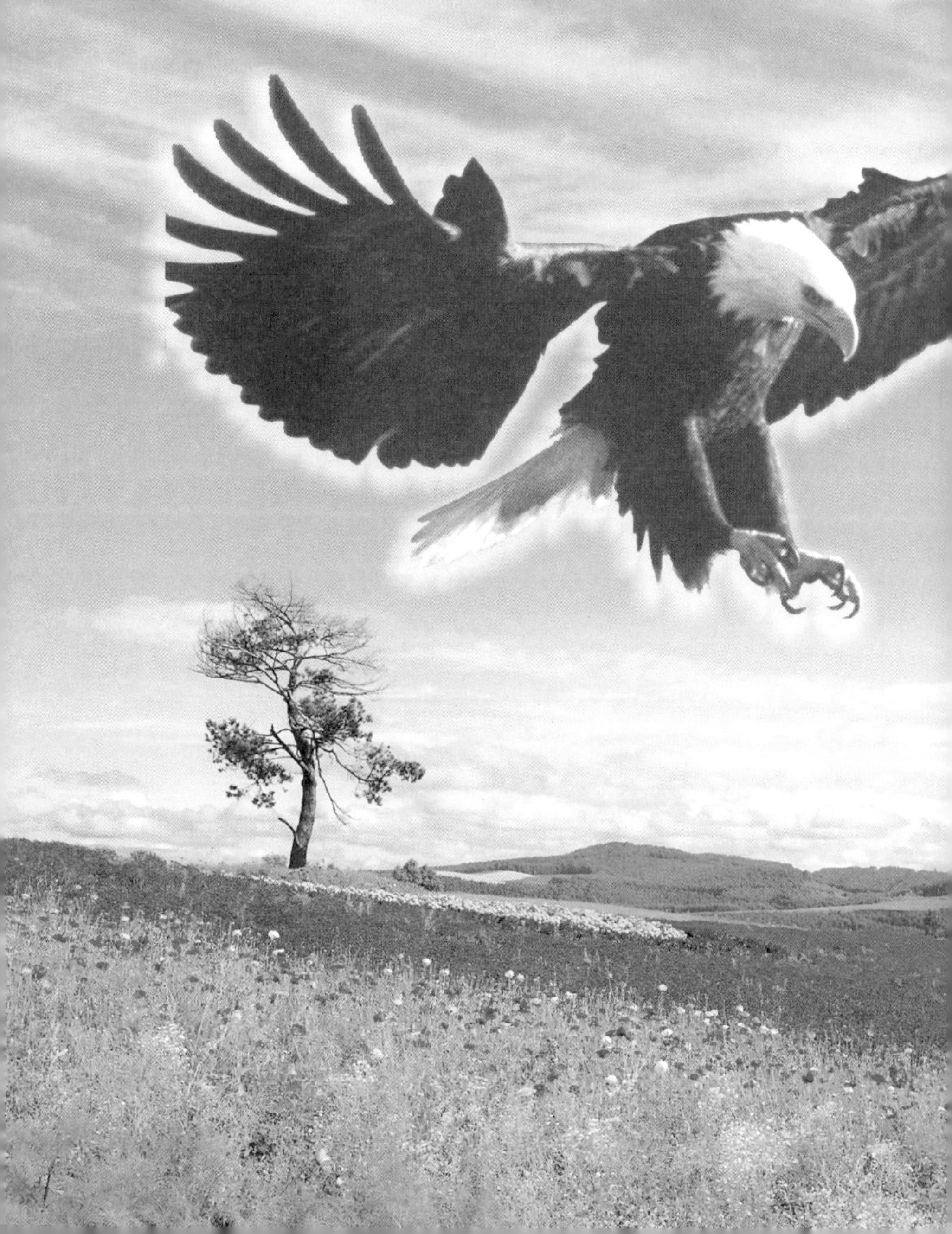

健康加油站20

王朝秘藥——媚酒

陸　明　編著

大展出版社有限公司

序言

古代醫生治病，借助酒力使藥物發揮更好的療效事例，從古「醫」字的結構上可以看出一、二。「醫」字其下部的「酉」，即為酒。這充分說明古代醫病，是離不開用酒的。

近代，中藥藥酒的醫療保健作用，受到許多人的普遍關注。特別是近幾年來，廢除煙酒「公賣」，在繼承和發揚傳統藥酒製備方法優點上，大膽採用現代先進的酒劑製造工藝，嚴格的衛生與質量標準，使藥酒品質有顯著提升。

隨著新產品的不斷研製和開發，以及劑型的創新，配方將更科學而合理。大量的市售成品藥酒上市，這些名貴藥酒有調治疾病、補養強身等獨特風味，深受人們青睞。

關於媚酒方面，如果徵詢專家們的意見，有半數的回答是：「不知是傳說，或是迷信。」「靠著瞬間的藥物刺激以達到自己的目的。」「在當時確有其效果，但藥效消失之後，會有虛脫感及頭痛，漸漸地會成為習慣性，如果不繼續增加其量，效果便會大大降低。」

的確，有的藥品，與本身的感覺及氣氛沒有關係，喝下去或塗上去時，會刺激末梢神經，於是性慾就會增強。如果這樣勉強去進行性行為，或許能滿足一時之快，但是，後來身體狀況會失調，反而對自己不利。因此，慎選產品是當務之急。

全世界的男性，連女性也一樣，都渴望又強又壯，這是不容置疑的事實。本書所介紹的媚酒是提供渴望強壯、強精而困擾的人一個新的選擇。也鄭重的推薦每日忙忙碌碌的上班族，回家後吃飯、洗澡、睡覺等生活疲憊不堪的人，試試媚酒，幫助各位達到精力充沛的目的，進而增進健康長壽。

目 錄

第三章　強壯強精媚酒的作法……四五

第四章　十三種體質的生藥配方……六一

第五章　媚藥的原料——生藥39種……一〇一

第六章 增強性力的艷談……一五三

附錄

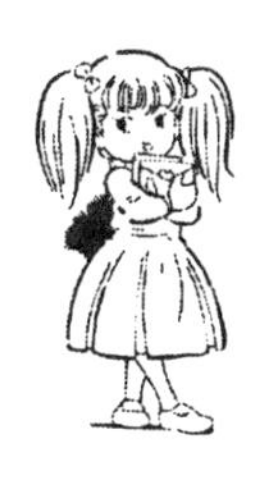

第一章 流傳三千年的各種媚藥、媚酒

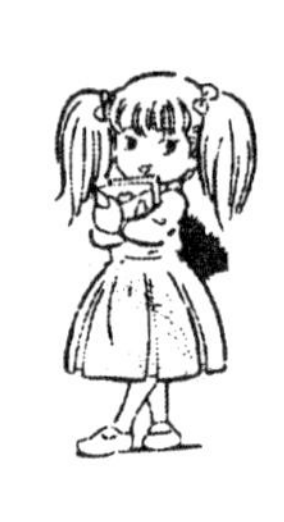

「周公百歲酒」的秘密

中國有句諺語：「人生最大的享受，便是飲食與男女關係。」這句話也就是說，吃了喜歡吃的東西，或喝了喜歡喝的好酒後，再去享受男女之間的關係，是人生的最大享受。

可能沒有人會對這句話表示反對的意見吧！

秦始皇派遣使臣去尋訪長生不老的藥，是眾所皆知的事，但是，他不但叫使臣去尋找長生不老的秘方，同時，也要他們找對性行為有幫助的秘方，也就是媚藥。

歷史上著名的強精酒是周公所愛喝的「周公百歲酒」，據說喝了可以活一百歲以上。直到今天，「周公百歲酒」仍是許多人所愛好的補酒。

三千年前的交通極不方便，消息的傳達也非常的落伍，而且沒有科學分析方法，只是靠經驗去尋找十八種材料來製成藥酒。而這種方法能流傳至今，可充分表現出當時人類生活的高度智慧，同時也可證明這種藥酒非

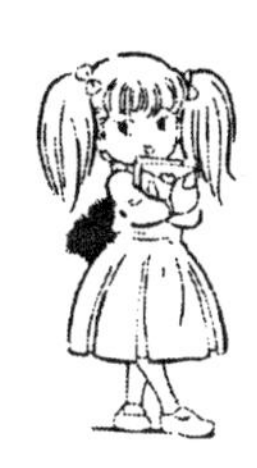

常有效。

周公百歲酒所使用的材料是：

＊黃精　黃精根
＊地黃　地黃根
＊黃耆　黃耆根
＊白茯苓　茯苓菌核外皮
＊赤茯苓　茯苓菌核外皮
＊肉桂　肉桂樹皮
＊當歸　當歸根
＊黨參　黨參根
＊麥門冬　麥門冬根
＊白朮　白朮的根
＊枸杞子　枸杞的果實
＊陳皮　乾橘皮
＊山茱萸　山茱萸的果實

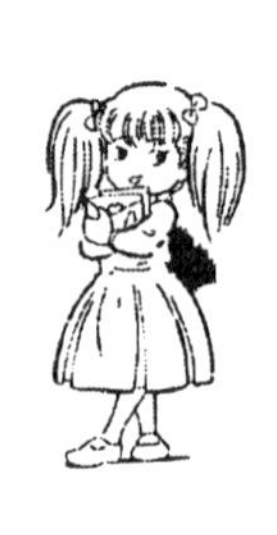

*川芎　川芎的根
*防風　防風的根
*五味子　五味子的果實
*羌活　羌活的根
*龜板　龜殼

以上十八種處方，是自古以來累積歷代的實際經驗，及現代的臨床實驗後，將效果不良的除去不用，所剩下來的有用藥材。

『醫心方』所記載的媚藥

除了上面所提到的媚藥之外，日本的名著『醫心方』中也記載了媚藥的處方，醫心方是西元九八二年，日本的丹波康賴收集了中國隋唐時代的文獻、書籍、記錄等，並加以調查後整理編纂而成的。在第九冊卷二十九「房內篇」的第二十六章「用藥石」內有詳細的記載。

現在就將這些處方列出。

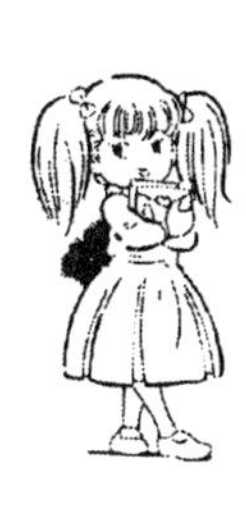

唐代具代表的醫學書籍『千金方』中記載：「使身體強壯不會老化，男女性事以後不會疲勞，氣力與臉色皆不致衰退；非鹿茸莫屬。」並且有具體說明：用火烤鹿茸至帶褐色的程度，再加以磨成粉末服用，可防止老化。但是，若要達到媚藥的效果，則需——

*肉蓯蓉　列當科　肉蓯蓉全草
*鐘乳　鐘乳石的粉末
*蛇床子　繖形科　蛇床的果實
*遠志　遠志科　遠志根
*續斷　菊科　續斷根
*薯蕷　薯蕷科　薯蕷根
*鹿茸　鹿角初生時所被的細短毛茸

以上藥材各四公克磨成粉末，然後混合摻入酒中，一天服用二次，每次四公克，很有奇效。據記載——

「可治療委靡不起，起而不粗、粗而不長、長而不熱、熱而不硬、硬而不久、久而精液不多、有精而稀疏。若想增加性交次數，則加一倍蛇床

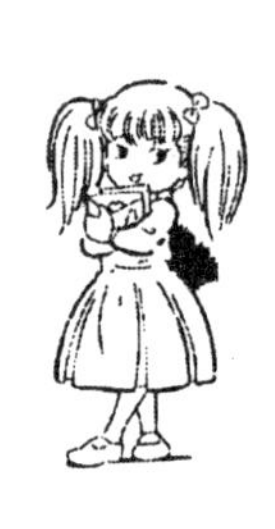

子的量；想增硬時，就加一倍遠志的量；想增粗時，加一倍鹿茸的量；想增加射精量時，得增一倍鐘乳的量，即可達到目的。」

公開「禿雞散」的秘方

在中國被稱為女仙人的洞玄子，以在性方面給人具體的指導而名噪一時。她處方中的「禿雞散」顧名思義，是將藥屑丟在院子裏，結果吃到藥屑的公雞，立刻變得非常興奮，爬到母雞的背上幾日都不下來，並且猛咬母雞的頭冠，使母雞的頭變成光禿，因此，這種處方才稱為「禿雞散」。

*肉蓯蓉　列當科　肉蓯蓉全草
*五味子　木蘭科　北五味子的果實
*菟絲子　旋花科　菟絲子的果實
*遠志　遠志科　遠志的根
*蛇床子　繖形科　蛇床的果實

將以上藥材加以磨碎，然後篩成粉末，每天空腹時各服四公克，六十

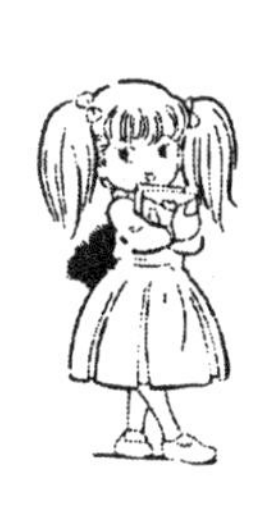

天內能與四十個女人發生關係。此外，摻蜜揉成直徑一公分大的藥丸，一次五粒，每天服用二次，據說也有很大效果。

「玉房秘訣」的強精藥

據記載，「玉房秘訣」是四川太守呂敬大年逾七十，仍能使女人懷孕生子的強精藥秘方。

＊肉蓯蓉　列當科　肉蓯蓉全草
＊五味子　木蘭科　北五味子的果實
＊蛇床子　繖形科　蛇床的果實
＊菟絲子　旋花科　菟絲子的果實
＊枳實　柑橘科　枳的未熟果實

將右列五種藥材磨碎篩成粉末，一天服用三次，一次四公克，即能擁有超群的精力。

除此之外，在「玉房秘訣」內，不僅記載了強精劑的處方，並且還詳

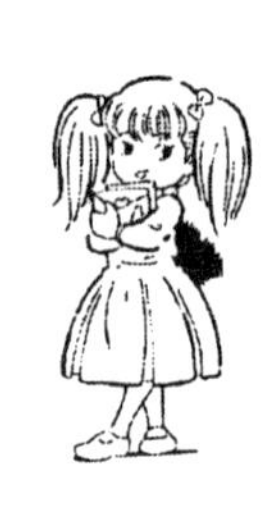

細記載了男女性交時的要訣。

「禿雞散」能與「鹿角散」對抗

「鹿角散」是治療男性由於五勞七傷而無法勃起，無法性交，或是早洩的陽痿處方，據說效果十分顯著。

藥材	科	部位
*鹿角		鹿的角
*柏子仁	松杉科	側柏的果實
*菟絲子	旋花科	菟絲子的果實
*蛇床子	繖形科	蛇床的果實
*車前子	車前科	車前的果實
*遠志	遠志科	遠志的根
*五味子	木蘭科	北五味子的果實
*肉蓯蓉	列當科	肉蓯蓉全草

將右列八種藥材磨碎篩過，做成藥散，三餐飯後各服用二公克，一天

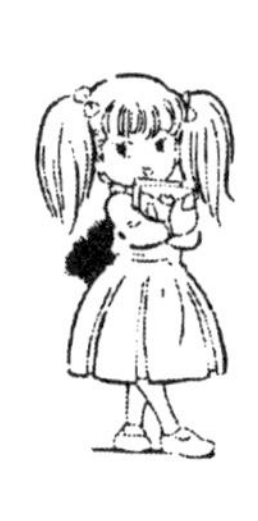

三次，如果效果不彰，則服用四公克。

「開心薯蕷腎氣丸」的效果

『范汪方』的處方中著名的「開心薯蕷腎氣丸」，能治療男子五勞七傷、骨髓寒冷、睡覺時下腹有膨脹感、心臟沈重鬱悶、食慾不振、勉強進食心窩處有阻塞感、春夏手熱、秋冬兩腳冰冷、頭腦不清晰、健忘、性慾減退、久無性交，如老人般衰弱，它的治療處方如下——

＊肉蓯蓉　列當科　肉蓯蓉全草
＊山茱萸　山茱萸科　山茱萸科的果實
＊乾地黃　玄參科　地黃的根
＊遠志　遠志科　遠志的根
＊蛇床子　繖形科　蛇床的果實
＊五味子　木蘭科　北五味子的果實
＊防風　繖形科　防風的根

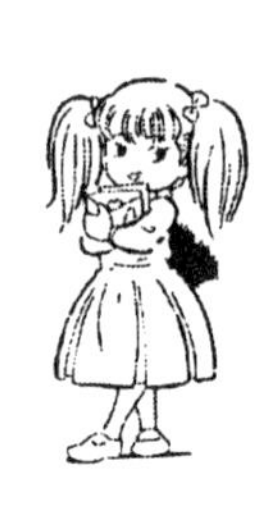

＊茯苓　芝蘭科　茯苓菌核的外皮
＊牛膝　莧科　牛膝的地下莖
＊菟絲子　旋花科　菟絲子的果實
＊杜仲　大戟科　杜仲的樹皮
＊薯蕷　薯蕷科　薯蕷的根

將以上十二種藥材加以磨碎篩過，摻蜜做成直徑半公分大的藥丸。白天服用二次、晚上服用一次，每次各二十粒，如果服用後感覺身體不適，就減半每次服用十粒。

服用後五日內，男性身體會熱，第十天身體情況漸漸順調，第十五天臉色就有光澤，手足均熱。第二十日如果靜處時，男性本身會興奮，第二十五日體內血管會充實。第三十日則熱氣充滿體內，臉色如花般紅，記憶力清晰，心情愉快，不再健忘。自己睡覺也不覺寒冷，性器有充實感。七十歲也能再生孩子。

服藥時沒有禁忌的食物，但要避免食用特別辣與酸的食物。

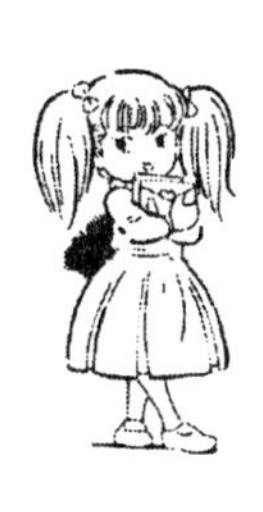

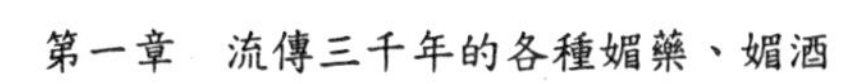

使陰陽勃起的媚藥

據『極要方』記載，消除男性疲勞、促進交媾力量、增進性能力，使經常充滿精力，陰陽勃起，熱氣騰騰的處方是——

*蛇床子　繖形科　蛇床的果實
*菟絲子　旋花科　菟絲子的果實
*巴戟天　茜草科　巴戟天的樹皮
*肉蓯蓉　列當科　肉蓯蓉全草
*遠志　遠志科　遠志的根
*五味子　木蘭科　北五味子的果實
*防風　繖形科　防風的根

『醫心方』醫書中，除收錄「錄驗方」、「葛氏方」、「耆婆方」等先人醫學書籍的內容外，還收錄了高麗新羅的法師流觀所著的『秘密要術方』；在『醫心方』第二十七章的玉莖小、二十八章的玉門大、第二十九

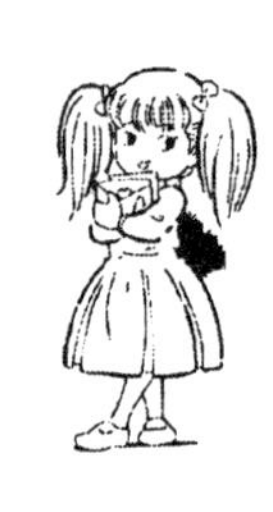

章的少女痛中，歸納了各種處方，從整理中發現，每個人的處方都不盡相同，但是其中最主要的是——

＊肉蓯蓉　列當科　肉蓯蓉全草
＊蛇床子　繖形科　蛇床的果實
＊遠志　遠志科　遠志的根
＊薯蕷　薯蕷科　薯蕷的根
＊鹿角　　　　　　鹿的角
＊菟絲子　旋花科　菟絲子的果實
＊五味子　木蘭科　北五味子的果實
＊地黃　玄參科　地黃的根
＊茯苓　芝蘭科　茯苓菌核的外皮

這些處方的效力，在古代醫書中有很詳細的記載，經一千五百餘年後的現代，仍是具有神效，值得我們去研究。

由於現代的資訊發達，交通便利，及化學分析的進步，再加上良否的判斷極快，即使是需要長在地球彼端的藥草，明天就可以到手，因此，可

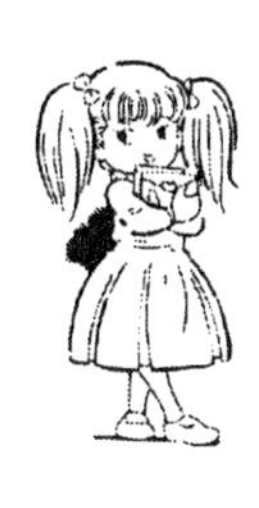

以製造出比「周公百歲酒」更具效果的強精酒。

漢方生藥的特徵，並非由化學合成所製造的，它是天然所產生的。因此，對於其效果及結果的判斷，我們應集中現代化學的精粹來調查判斷。

漢方生藥中，有因為形狀近似，而被人們相信有藥效的例子。

例如，類似肉蓯蓉形狀的植物，與男性的性器相似，因此，有人以為服用這種植物可以收到意想的效果。

有的人認為薯蕷汁是強精劑，雞蛋也具效力，當然這效果成分已被證明屬實。但最主要的是，因為心理上認為這些東西與男性的精液相似，所以，想補充精液才服用的。

現代科學文明發達，我們對於媚藥、媚酒，必須以更科學化的方法來加以研究，抓住有根據的效果，同時應了解更具效果的方法及組合。

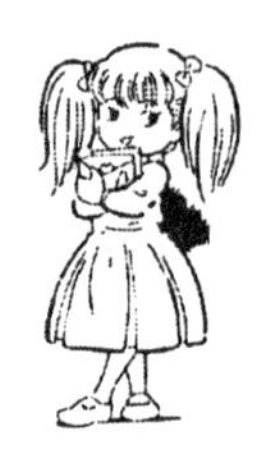

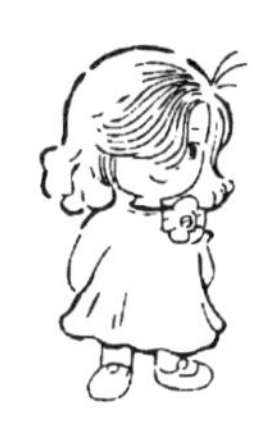

第二章 中藥與藥酒的歷史

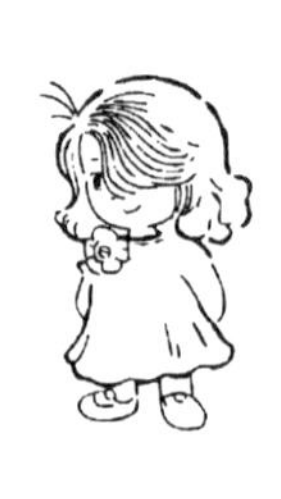

中藥熱潮

數十年前，世界風潮傾向西洋文明，醫學也傾向於西醫，尤其特別注重德國醫學。當時就制定了醫師法、藥品管理法等，至今仍遵其法規。從此以後，東方醫學就漸漸沒落。我國的漢藥處方，是採用天然的自然藥物來醫療，北宋英宗時代，並完成了『傷寒論』（英宗治平二年，西元一〇六五年）。

但是，最近西藥漸漸呈現公害，價格又偏高，而且有副作用。因此，一般人又開始對天然產的中藥有了信心，一時蔚為中藥熱潮。

不老長壽的努力

任何人都渴望能青春永駐，並且隨心所欲地駕馭其異性對手，這種願望產生了魔法之泉，及不老長壽藥的說法，進而有喝了泉水或吃了靈藥可

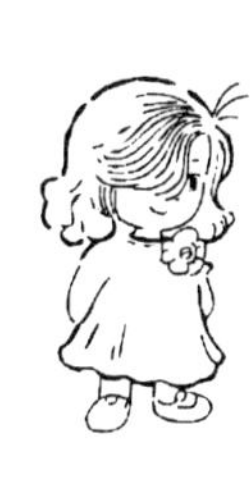

恢復青春，並反璞歸真，長壽不老的傳說。

中國有許多找尋不老不死的藥物傳說。為王者必命臣子去探尋這種靈藥。修萬里長城、建阿房宮，積後宮三千人而惡名昭彰的秦始皇，也曾派使臣徐福遠到「蓬萊國」及日本尋求長生不老的靈藥。

希特勒、史達林也為尋找各種新的不老長壽藥，而命部下東奔西走。

經被尋找出來的藥物，包括人參、枸杞、甘草等植物性藥材及牛黃、鹿茸等動物性藥材，此外尚有鯢魚、蝮蛇、海狗肉，動物的性腺、胎兒的器官、青年男女的排泄物等等奇怪的東西，而人們對不老長壽的迷信也愈來愈著迷。

任何國家的宗教與迷信往往結合在一起，有時候附帶科學的解說以迷惑人心，有的更由於試食而犧牲了許多人的性命，就像是一齣上演的悲喜劇。

這種種現象，都表示了人們對不老長壽的企盼。

當然，即使在二十一世紀的今日，「不老長壽」的夢想仍是人們所渴望的目標。

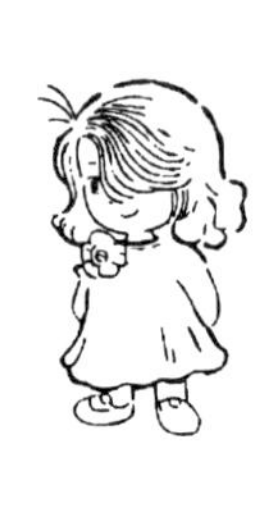

世界上的不老長壽者

在歷史上所寫的著名長壽者有很多，而以我國的最為誇張。那白髮三千丈的東方朔活了三萬八千歲；地皇氏十二兄弟各活了一千八百歲；達摩二百八十歲；神農氏一百二十歲；太公望一三六歲；堯舜一一七歲；黃帝一一〇歲；湯王、禹王各一百歲。西方的亞當活了九三〇歲；亞當的兒子塞特九一二歲；諾亞九五〇歲；當然，以上的記錄都是毫無根據的，也許是好幾代人的年歲合計。

此外，還有耶克夫一四七歲；亞伯拉罕一七五歲；摩西一二〇歲；聖安東尼一〇五歲；聖艾比得尼克斯一一五歲，可能當時的日曆一年並非現在的三六五日計算方式，而是另有一種計算日數的曆法。

日本故事中也有浦島太郎三百歲；八百姬、妖尼、妙椿八百歲；武內宿禰三〇七歲，第一代神武天皇到第十五代天皇都是一〇〇歲到一〇五歲之間；土佐光信的九二歲、天竺德兵衛九六歲。明治以後，尾崎行雄、牧

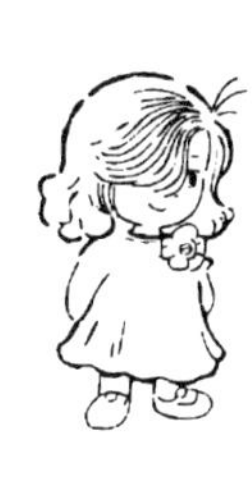

野富太郎、吉田茂等名人之中，其年齡均在九十歲以上的傳說。

現代人的疲勞感

將古代人的生活情形，和我們的日常現實生活相比較，可以發現生活在都市的人，在鬆了一口氣的時候，都會大嘆一聲：「好累哦！」許多薪水階級的人也常會如此感覺，有的人則是一大早上班就這麼說了，這也許是因為擠公車所造成的結果。

尤其上班的顛峰時刻，交通確實十分擁擠，由上車至下車，手腳不能動彈的情形不少，車廂就像沙丁魚罐頭般，與家畜運輸車相比較，實在是有過之而無不及。

每天上、下班時刻擠公車，對都市的薪水階級者可說是無可避免的痛苦。這些人為了不使自己的妻兒挨餓受凍，每天都得接受擠公車的挑戰。

目前的都市生活型態，與人類原來的理想相差很遠，空氣受污染、噪音不絕，沒有能消除視覺疲勞的綠色植物。人與人之間的關係競爭過於激

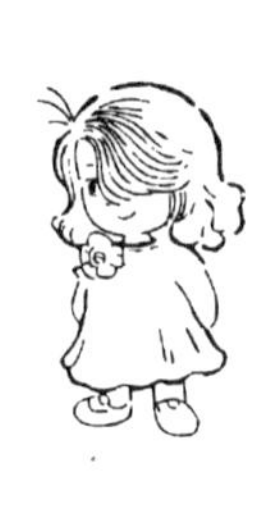

烈，一點兒也沒有鬆懈的時刻，天天過這種緊張的生活，神經敏感的人會患自律神經失調症，身心當然有變態。

的確，現代人是疲勞的，但是否因為「正當理由」而疲勞呢？一想到這個問題，就覺得好笑，究竟有幾個嘴巴喊累的人會去研究預防疲勞的生活方法，並具體地加以實行呢？

在競爭激烈的生活環境中，每天繃緊了精神，當然會感到疲勞，我們應該努力地想辦法去減輕抑鬱的生活及疲勞。

有的人覺得疲勞，就去買電視廣告上宣傳的沒啥效果的所謂強精劑，胃不舒服、食慾不振時，就亂吃胃腸藥，這樣做都是不對的。

如何恢復疲勞

亂服成藥是無法真正消除疲勞的，為了維護自己身心的健康，必須努力來達成如下項目：

⑴改善飲食，充實生活以恢復疲勞。

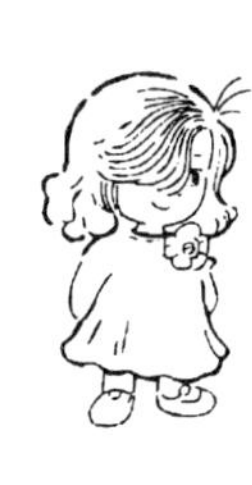

(2)做恢復疲勞的運動。

(3)日常應努力於恢復疲勞。

以上各項是應努力的項目，但是，仍有許多人認為多進飲食便可恢復疲勞，達到健康的目的，其實，必須上述三者相輔相成才有作用的。

現在的飲食生活，與我們的祖先時代相較，實在是太好了，非但食物豐富，而且種類又多，可任意取食。有些人以為吃才能維持健康，便只吃一點菜和湯，但是卻吃了好幾碗飯，他們以為肚子裝得滿滿就夠營養，事實上這並非理想的飲食生活。

古人說：「飲食是生命之糧。」確實如此，我們應以健康為目的，仔細地考慮飲食生活。

如果說現代人每天服藥的情形比飲食生活發達，並非言過其實。

有些人認為只要整天吃得飽飽的，不足的地方則以藥來補充即可。

的確，現代人都喜歡吃西藥，維他命丸、荷爾蒙等等，放在抽屜中，隨時補充，以增進健康。

這些藥品確實有效果，但是正確地說，只是自己認為有效罷了。而且

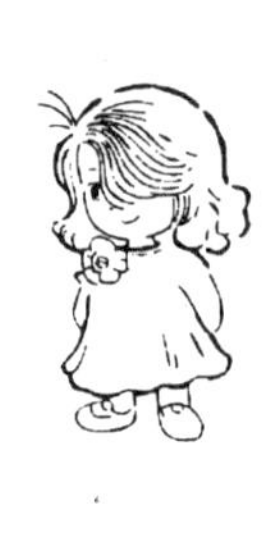

其效果是一時性的，並非這些藥在體內發揮藥效使你維持健康的身體，而是化學的效果，將體內的不適暫時壓抑罷了。

有的人一個月花好幾百元買營養補充藥吃，另一方面卻一直抱怨近來食物漲價，真是本末倒置。將買藥的錢拿來補充食物，不是更能充實飲食生活嗎？

恢復疲勞的運動

許多人認為疲勞時，只要多休息，充分的攝取營養食物，便可恢復疲勞。

熱能是精力的來源，睡眠對於休息是十分重要的，這大家都懂。

但是，這樣做還非萬全之策，我們必須做些輕度運動，來促進血液的循環，對恢復疲勞更具效果。

恢復疲勞並不是單純地躺在床上休息便可達到目的。將疲憊的身體躺在床上，當然相當舒服，但一部分的疲勞感尚積存在體內。如果能配合做

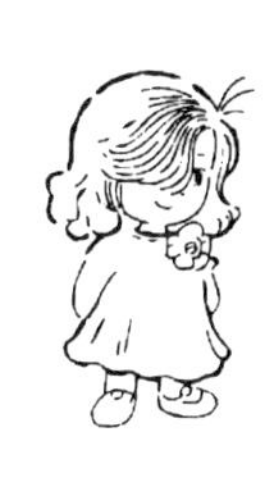

點輕度運動使之分散再休息，則能更快的恢復疲勞。

「既然疲勞了，再做運動豈不更疲勞？」一般人都有這種觀念，但事實上，疲勞後的輕度運動是可促進疲勞的恢復。

再來我們談談恢復疲勞的日常努力，這要在智慧上、日常生活中下工夫。將自己的生活環境及生活方式，具體地順序研究，就可了解浪費時間的地方及不必要的項目，然後加以努力改善，便會剩下多餘的時間，來供進行增進活力的活動，當然也可預防、恢復疲勞。

大多數的人對於工作問題會下工夫，但是，對自己的日常生活卻不去加以研究，只是一味以同樣的情況過日子；不知道為了增進健康，改善日常生活是十分重要的。

如果喝了強壯強精酒，或許有某種程度的成功補充，然而對於日常生活不去反省、改善也是徒勞無功。

所以，必須將每天損失的部分，加以合理的改善才行。

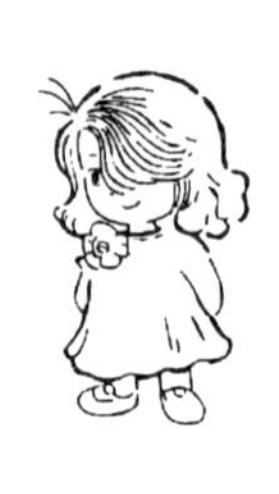

藥酒的歷史

西元前一一〇〇年，周公為自己做了專用的強壯強精酒，稱為「周公百歲酒」，據說可保百年之壽。至漢代，醫學體系完成，並有『黃帝內經』、『傷寒論』、『金匱要略』、『素問』等名著發表。

『金匱要略』中，敘述「紅藍酒」對女人的種種疾病有效，『素問』中所載的醪藥、醪醴即是藥酒之稱。一五九六年，明朝李時珍所編纂的藥物百科全書『本草綱目』中，有五加皮酒、天門冬酒、地黃酒、人參酒、枸杞酒、當歸酒、茴香酒、牛膝酒等六十九種藥酒的詳細記載。

各種藥酒隨著時代的演進而傳至各國，日本也十分盛行。現在日本初一過年用的屠蘇酒、菊酒，古代即在上流社會中盛行。

根據記載，日本天武天皇十四年（西元六八六年）九月九日重陽節，在紫宸殿頭次舉辦菊花宴、飲菊酒，祈禱長壽及防災難。

據今約一四〇〇年，日本聖德太子派小野妹子到中國，想學習隋朝文

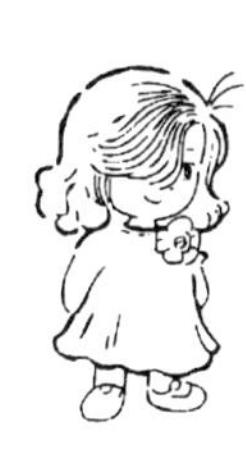

化。唐時，日本天皇又派許多遣唐使到中國，努力學習中國文化。

對日本人而言，隋、唐文化固然令他們驚嘆，其中尤以中醫、中藥更令他們欽服。日本繩文時代起，患病較輕者就是以身邊藥草來治療，病重時則仰賴醫師或咒術師來治療、祈禱。但是，自從看了中國船來的醫藥書籍中，詳細記載病狀，及何時用何種藥材，如何用法等等，還詳細記述種類、分量、使用法，令日本人十分歎服，因此一切皆改為學習中國。

但到了江戶時代，荷蘭醫學也傳入了日本，幕府便將荷蘭醫學稱為蘭方，中國醫學稱為漢方，與日本人之生活息息相關，密不可分。

日本的藥酒也是以中國藥酒為基本，再加上地方特色，做成獨特的藥酒，原來只是貴族階級能喝的日本酒、清酒；今日，庶民也可普遍喝到，而且全國各地皆有出售藥酒。

當時有名的酒是菊酒、桑酒、蜜柑酒、忍冬酒、豆淋酒、保命酒、養老酒、覆盆子酒、桑椹酒等等。

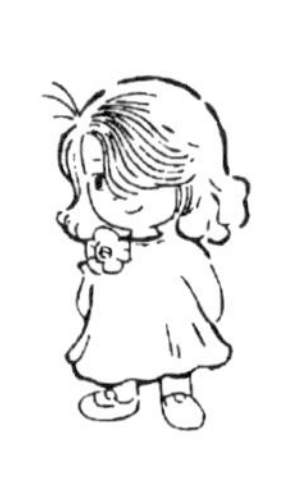

東西方的藥酒

甜味烈酒苦艾酒（Liguer）只聽名字，便會令人聯想到豪華的沙龍及酒吧。

這是歐洲所做的藥酒，無論東方或西方，無論任何時代，男性在情感激盪，女性為逞一時之快時，都讓對方喝藥酒。

聽到藥酒，有人會以為是病人喝的，但是中國有句諺語：

「藥補不如食補，千補萬補，不如食補。」

它的意思是說，吃了再多再好的藥，仍然不如食物療法，藥酒也是食物療法，可每天三餐按時服用。

古人不將藥酒列為藥，而是在日常生活中，配合飲食來服用。

元旦早上，一家人團圓所喝的屠蘇酒，這是我們中國的年中行事，自古以來宮中就有，以後流傳至日本。日本至今仍有這個習慣。

將過去一年的種種苦勞和災禍完全忘記，祈望新來的一年能有幸福來

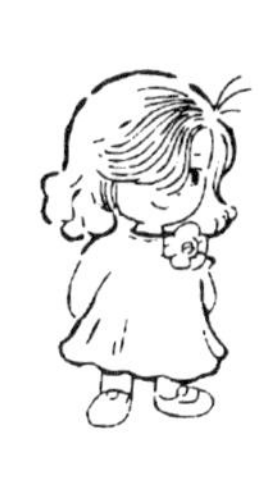

臨，於是大家齊喝屠蘇酒，更渴望全家人萬病不侵，身體健康，有人將屠蘇酒視為靈酒。

屠蘇酒中用了好幾種藥草，主要的有：

肉桂　肉桂木皮
丁字　丁香花蕊
烏頭　烏頭的根
白朮　白朮的菌核
細辛　細辛的根
山椒　山椒的果實
桔梗　桔梗根
陳皮　橘皮
大黃　大黃的莖根
防風　防風的莖根

將以上藥材加以切碎，放入緋色袋子（紅色被相信可以預防災病，特別是天花）。

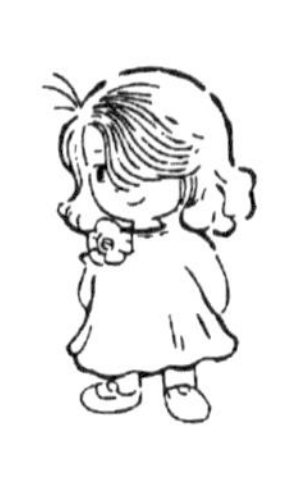

其他尚有水果酒，普遍受到家庭的歡迎，尤其是梅酒、人參酒、蝮酒等最受人喜愛。

市面上銷售的藥酒

市面上銷售的藥酒有：

養命酒（主要材料：碇草、鬱金、桂皮、番紅花、杜仲、防風、肉蓯蓉、烏藥、丁字、益母草、蝮粉、人參）。

保命酒（黃耆、蒼朮、山菜、茯苓、甘草、人參、地黃、牡丹皮、澤瀉、芍藥、桂皮、茴香）。

陶陶酒（蝮酒中加上甘草、蛇床子、枸杞、大棗、史明子、碇草、五味子、規那、橙皮、人參）。

將各種藥草浸入酒中，使藥草成分滲透至酒內，酒味漸漸稀薄而成藥酒。

著名的藥酒紹興酒（老酒）所使用的藥草處方未被公開，但知道除甘

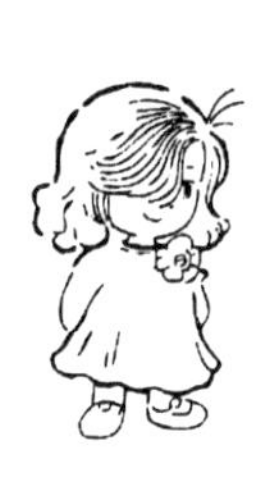

草、陳皮、大茴香、桂皮、杜仲、草烏、洋草、辣蓼草粉外，可能還加上十種以上的藥草成分。

個人所做的酒，有的自女兒出生起便開始做，放入甕中，密封埋入土裏，待女兒要出嫁時拿出來喝，或當作嫁粧。由於經歷了約二十年之久，所以是陳年佳釀。

紹興酒中，有以用酒釀造的「善釀」及紅麴釀的濃厚「壯元紅」；另外，淡色清香的「竹葉青」，都是為求身體健康及強壯強精所製的。

歐洲的藥酒

前面提到的甜味烈酒中的苦艾酒，是著名的修道院赫魯特魯斯及培涅迪庫汀所做的，所用的藥草是意味天使的「白芷」（anpelica），一般人相信，喝了這種藥酒，便不會被病魔糾纏，是種名酒。

白芷與山芹相近，在東方的山野自然生長。此外，以 anpelica 為學名的藥草尚有許多。如山芹、土當歸、深山人參、當歸等等。

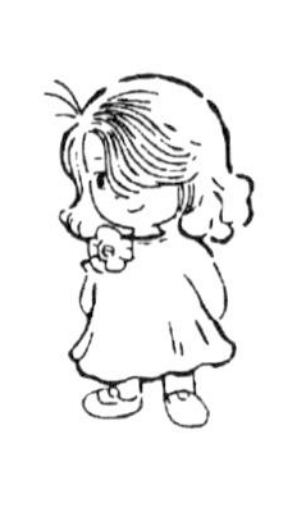

世界各地的人，都就地求取藥材，以做成自己所適用的藥酒，而且深信它的效果及歷史淵源。

除此之外，再來介紹幾種歐洲原產的著名藥酒。

「Chartreuse」是以法國庫魯諾布修道院的名稱而命名的藥酒，一〇八四年，該修道院的修道士將當地的藥草收集起來，做了不老長壽的靈酒向耶穌禱告，以後漸有出售，遂成為世界著名的藥酒。這種藥酒中所用的主要藥草是肉荳蔻的花、薄荷、茴香、檸檬、白芷等。

「D・O・M」是法國的培涅迪庫汀修道院在十六世紀中所做的，用桂皮、小荳蔻、白芷、菖蒲、桔梗、陳皮、檸檬等二十四種藥材做成，名稱的由來，是採Deo, Optimo maximo（獻給至高至大的神）幾句話的字頭所拼成的。

其他尚有absinthe藥酒，是用肉桂、白芷等製成的；Cherry Brandy是橙皮酒加上櫻桃的果汁、肉桂、丁香等製成的；Kummel是採用姬茴香的果實、菖蒲的根、茴香等製成的；Pepper-mint是在薄荷酒中加色及甜味；Curacuo是加上橙皮和肉荳飲的花、丁香、香草、肉桂等所製成。

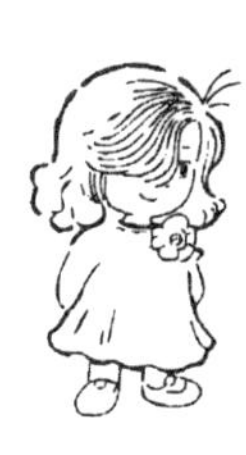

酒與性慾

喝了酒之後，由於酒精的效果，會使人的精神及心理形成種種情緒的變化。

酒不但可以消除警戒心、恐懼感，同時也能消除自卑感和虛榮感，因此，它的作用可以有點像現在不良少年所吸食的迷幻藥。

酒本身具有媚藥的效果，實驗上已證明，現在按順序加以說明。

酒的成分具有「抑制」的效果，會由最高次元的神經中樞開始發生作用，影響到意志、情意等部分慾望。接著，位於低次元的中樞，負責吃喝及性行為的動物官能會有麻痺感，因此，羞恥心、克己心會漸漸減淡，感覺上似乎性慾漸漸亢奮。

但這是由於抑制效果漸生功能，只是在進行過程中逐步發生的作用之一。如果在這過程中，體內的酒精成分增加，也就是說喝了更多量的酒，便不會感覺有性慾，因此，酒是會抑制人的動物性感覺及性慾的。

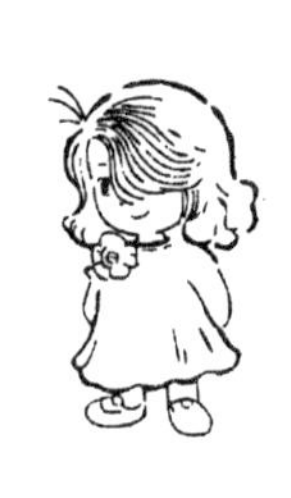

所以，喝酒時只要喝到略帶麻痺的感覺，能抑制動物性感覺及克制性慾心時，使性慾自由地亢奮程度即可，不可過多。

飲酒的成分及其限度，因人的體質而有所不同。

平日不常喝酒的人，以普通人平均體質來看，每一公斤體重以〇・五cc做基準；體重五十公斤的人以五十cc威士忌、〇・八cc清酒及啤酒一大瓶為增進性慾的程度。

喝了酒之後，酒精成分帶給性慾、心理、感情等的動態影響。美國曾以五百個男人，及三百個女人為對象，做問卷調查，結果如下：

喝了酒便無法性行為者	四十人
雖有性行為但無法達到高潮	二十人
性行為變成較具挑撥性者	一五〇人
會變成好色冒險者	三十人
性慾會亢奮而旺盛者	五三〇人
不變者	三十人

女性的回答是：

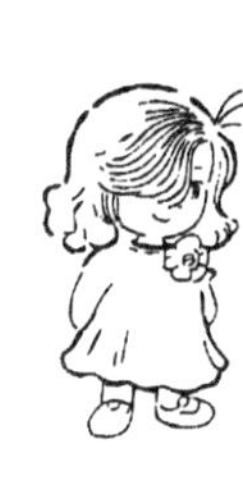

喝了酒之後，確實會增強性慾，在閨房中比平日更為積極，且能高度地表現自己的慾望，平日害羞的事也敢嚐試；類似這樣的內容比較多。

男性的回答是：

酒是性慾的導火線，喝了酒以後，平日難於完成的事也能隨心所欲地做，同時時間上也較持久，所以倍加快樂，並且次數也增多了。

酒有催淫劑的作用，前面也曾提過，酒中的酒精成分並非要刺激，促進性慾和感情，而是將平常文雅的個人面具取下，使能坦誠直率地將人的本性，照著希望去表現，同時付諸行動。酒主要是要將妨礙性行為的斯文面具除去，因之，別忘了喝酒時只需適量即可。

強壯強精的健康酒十分符合這條件，每次所喝的分量以三十cc～五十cc為限。酒中由於含有能促進強壯強精的有效成分，所以可說是充分符合強壯強精之目的。

從前每個家庭都是由自己來釀酒，到了過年或村落拜拜時，便拿出來宴客。但以後實行酒稅法，一切酒類均禁止私製，像梅酒一類的水果酒及一些藥酒，均成為私酒，會遭取締。

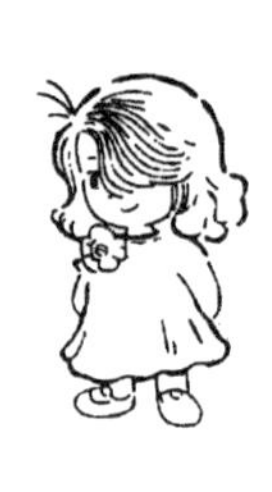

然而最近的世態變化，加上有關者的努力爭取，除自己用五穀雜糧所釀的酒外，其餘的果汁酒、藥酒都許可私自釀造。

但是，果汁酒及藥酒只可做來自己喝，如果要販售，需要得到許可。現在稱為果汁酒的梅酒、蘋果酒、橘子酒等，正確地說是果實漬酒或漢方生藥漬酒。

釀製發酵的普通酒，如是家庭用的，不須得到許可，也不必納稅。

酒由於製造方法的不同，大體可分為釀造酒、蒸餾酒、混成酒等三類。

釀造酒是將糖類的原材料醱酵為普通酒，將渣除去後飲用，如清酒、啤酒、葡萄酒等，酒精含量極少。

蒸餾酒是將釀造酒或酒粕蒸餾製造而成的，酒精的含量較高，如威士忌、琴酒、伏特加酒、蘭酒、米酒等等。

混成酒是以果實或漢方生藥浸於釀造酒或蒸餾酒內，由於原酒所包含的酒精作用，將原料的果實或漢方生藥等成分滲透出，即成混成酒。

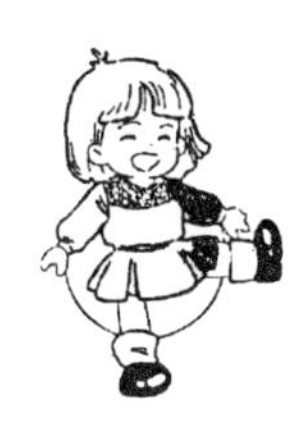

第三章
強壯強精媚酒的作法

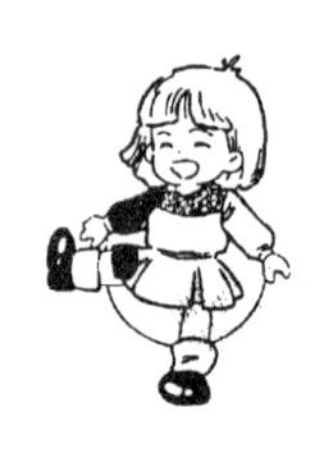

原酒的選擇法

酒精的含量愈高，愈能使原材料滲透出，如果用威士忌或伏特加、蘭酒等洋酒做為原酒，就能做出很好的媚酒了。但是，有時候與原酒的成分所混成的味道會不合，所以，還是用味道不太強的酒來做原酒比較好。

目前市面上所銷售的米酒，是酒精濃度三十五度的標準品，也是最容易使用的原酒。

其他的酒精度在二十度以下，所以，有時候糖分滲透出來，會引起醱酵而腐敗，因此，使用酒精度較低的酒類時，必須注意這點。

由於酒精度含量成分的不同，所以，滲透速度及成熟期也各不相同，二十五度的需要二個月、三十五度的一個月、四十三度的十五天；便能使成分完全滲透出來。

要做強壯、強精的媚酒，酒精度三十五度的最容易買到，所以，用這種酒來做媚酒也最為恰當。

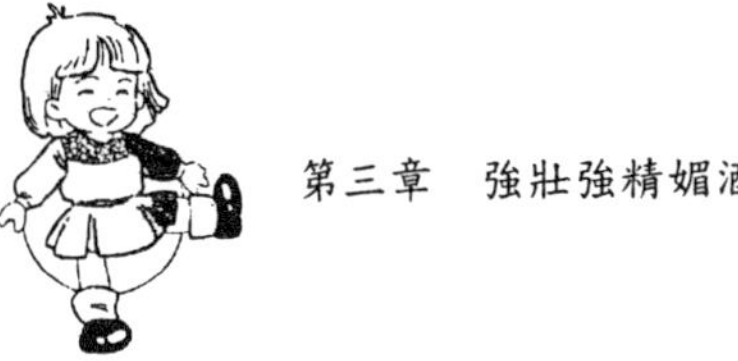

一般家庭做梅酒時，就是用這種酒。

做強壯強精酒、健康酒時，必須先確認目的與效果，然後再正確的選擇材料。

漢方生藥有很多是根據藥局法的規定，但所採取的製品很費時間，一般人又難了解其純度、新鮮度，所以，應該到有信用的中藥店購買。

漢方生藥大部份是五百克裝成一袋，這是最低的銷售單位。

此外也有零售的，但是到批發店去買時，還是買五百克的比較好，可以保存在陽光曬不到的乾燥地方，這樣各分二～三次使用較為恰當。

因為零買單價會高出三～五倍，所以，買五百克一袋的比較經濟。

容器的選擇與保管場所

做家庭用酒時，只要選擇寬口的玻璃瓶即可，不拘任何型態。同時要選擇牢固的瓶塞，才不致於使氣冒出，並且要可以長期保存的。

但是，已經浸透好的藥酒，必須將藥材取出，再裝入普通酒瓶即可。

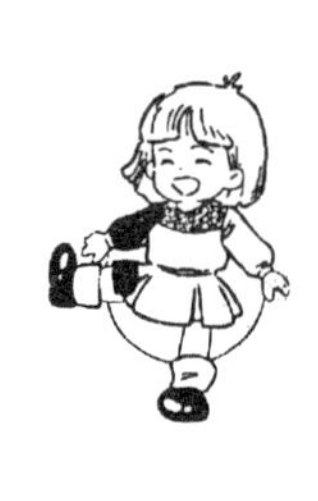

最近也有攤位出售寬口玻璃瓶，可以買來用，十分方便。

如果所做的藥酒量比較多時，可以用甕，甕不會像玻璃瓶那樣容易破碎，也比較容易處理。但是，蓋子要注意不能漏氣，而且加蓋後再用塑膠布封起來，才能確保密封。

保管的場所，需注意冷、暗的地方最好，但是，像冰箱那樣的低溫，會使滲透與成熟時間減慢，最好要避免。

溫度攝氏十五～二十度，濕度五十左右最為理想，房子朝北的櫃子下最為恰當。

浸藥時，最好能將日期和材料名稱都記錄在容器上。

抽出時間與過濾

製藥酒時，要使原材料的生藥成分充分滲透出來，所以，要選擇良好的生藥及原酒（米酒、三十五酒精度）來浸藥，然後再密封，貯藏在冷暗的地方（溫度攝氏十五～二十度，濕度五十％左右）。

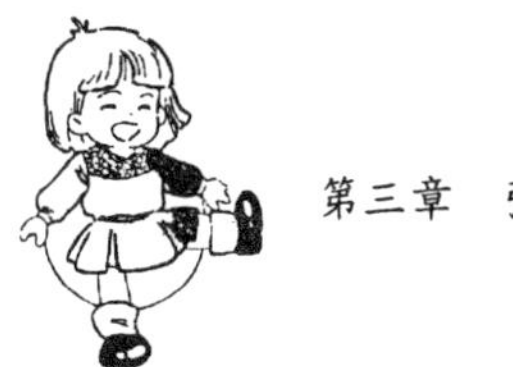

藥材滲透的期間，每五～七日便將密封的瓶蓋打開，均勻搖動，這樣藥材才能充分均勻滲透。

以三十五酒精度的米酒一八〇cc（約一升）為原酒使用時，所需的生藥量及滲透預定時間，讀者可參考七十一頁。

浸藥的時間長一些，對於藥酒的效果來說，是有益無害的，所以，為了使其充分滲透，還是浸久一點比較好。它的保存場所以較冷暗的地方為佳，溫度十五度～二十度，濕度五十％左右最理想。

抽出時間需二個月

依溫度、濕度及滲透期間的搖動狀況不同，會使滲透程度有相當的差距。因此，比預定時間增加五～十天大概就能完全浸透了。

滲透期間必須栓緊，不能打開蓋子來，必須等到超過預定時間才能打開來看看藥酒的色、香、味。

如果所用的生藥是蕃紅花，酒會呈黃色；其餘的都是茶色，或濃、淡

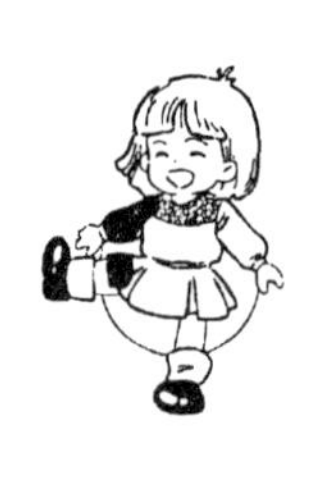

褐色。

浸泡完畢後，如果長期間一直的放置，其成分有時又會被材料吸收回去，而變成濁色，所以，得將裏面的生藥取出、過濾。

方法是：第一次過濾時，在竹籠中鋪上四層紗布，然後將容器內的東西倒入竹籠中，再用另一個容器來接濾過的藥酒。接著再做第二次過濾；同樣在竹籠中鋪上四片紗布，將第一次過濾的藥酒徐徐倒入，再以另一容器來接藥酒，這樣便完成了。

在過濾作業進行中，必須保持清潔。酒精度三十五度的酒不會腐敗，但是，過濾之前需先將容器洗乾淨，並且擦乾水分，為免水分摻雜其中，最好能用米酒簡單地沖洗容器，這樣你就可以安心了。

完成後的藥酒先將名稱記載清楚。以前述各種過程製成的藥酒可以長期保存，而且放得愈久，味道愈醇。尤其像韓國人參，無法一次便都滲透完畢，第一次經五個月後便倒出二分之一的酒，然後再補充若干新的人參及二分之一量的酒，三個月後再倒出，可以做第二、第三次的藥酒。

最後所剩的人參別丟掉，可以切成薄片食用。

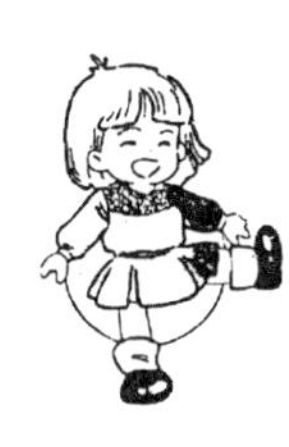

人參的價格較高，中藥房均有出售，人參的鬚稱為毛人參。

根據成分分析調查，韓國人參中主要的成分是集中在一條人參中上部的二分之一，下部的二分之一則沒有任何成分，因此，最好不要拿毛人參來當做強壯強精酒的藥材。

要真正有效的人參，還是採用韓國人參比較好，同時也要六年根的才較具效果。

甜味的調和

抽出生藥成分後的藥酒，有的完全沒有味道，有的則太酸，視其成分的不同，各有甜、辛、苦、酸等不同的味道，如果覺得這樣不好喝，可以加些你所喜歡的甜味再喝。

做梅酒時，每一・二公斤的生梅加上冰糖一・二公斤，這樣就相當甜了。但是，藥酒和當飲料用的梅酒究竟不同，不需加太多甜味。

加上冰糖、砂糖、白糖等都可以，但為預防糖尿病，各位所做的強壯

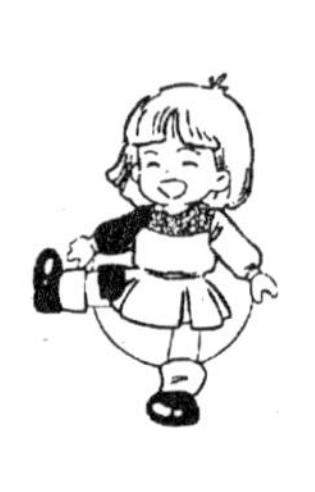

強精酒還是用蜂蜜來調味比較好，這樣同時可以加上蜂蜜的營養分。

不過，量不可放太多，以好喝的範圍來滲入就可以了。

中藥也有副作用

最近常常聽到吃了西藥後，發生藥害的事件，如孕婦吃了安眠藥生出畸型兒，或喝了胃腸藥有副作用等等。

中藥絕對沒有這種藥害，但是，中藥中也有許多「禁忌」的藥方，要特別注意不要將某種不適合的藥組合在一起。

中藥具有各種不同的藥效，我們要充分了解它的內容、效果，同時還得了解服用者的體質、病歷、症狀，再選擇有效的藥材來服用。

例如，應該使患者冒汗才能治療的症狀，若給予瀉劑那就錯了。

或者病人是陰證（病勢藏在體內，體力減弱無抵抗力的狀態）的心臟衰弱，若使用陽證（患者有體力，可用攻藥的狀態）系統的藥物，也是不對的。

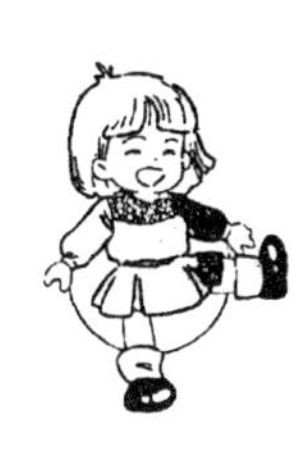

用來做強壯強精的健康酒、媚酒等的漢方生藥，其基本上雖然目的相同，但是，媚酒的目的不是治療疾病，而是為了更健康。因此，如果由於生藥配合弄錯，會對身體產生不良影響，即使這種藥具有很大的效果，還是不該使用為妙。

後面所敘述的生藥中，對於使用方法及組合方法感覺有些不妥時，便不舉例子。

同時，必須從安全的各種生藥中，充分理解生藥的特徵，並去選擇最適合自己體質和症狀、病歷才服用。

此外，漢藥的效果中，有種冥眩作用，使用正確處方也會呈現被認為是副作用的現象，那是因為藥效產生，使體內病毒發生自解作用，排泄出來的症狀。

例如胃不好，胃部滯水的人，用漢藥時突然嘔吐了，或發高燒不退的人，喝了藥後先流鼻血，然後才退燒。

像這種嘔吐，流鼻血的現象，會使家人擔心是否因藥的副作用，其實那正證明藥是有效果的，這也就是漢方生藥的特色。

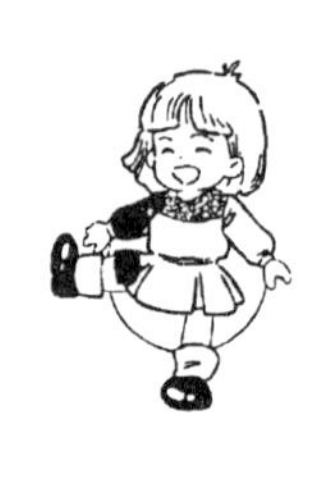

配合體質依照目的選擇材料

為強壯、強精的目的所做的媚酒，應該是以維持健康，促進健康為先題，而不是以治療目的，因此，在選擇藥材時不必太神經質，一定要當做藥來吃，同時應該去了解生藥的性質，再選擇最適合自己體質的。因此，選材料前應有必要先了解自己的體質。

體質有熱、寒、實、虛的分類

根據中醫的體質分類方法，是先分熱、寒二類。

●熱　型

日常生活中，常感到口渴，連冬天也喜歡喝冷飲，尿量少，尿色帶淡黃色的人。

有緊張的、興奮的、亢進的、充實的症狀型態的人。

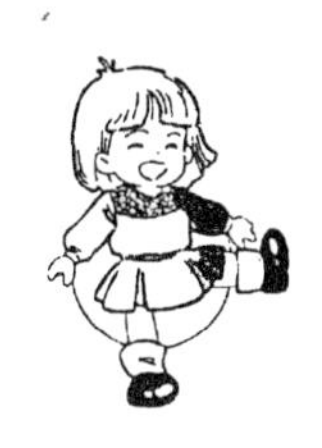

●寒　型

不常口渴，夏天也喜歡喝熱飲，尿量多，尿色接近無色透明。有弛緩的、萎縮的、衰退的、無力的、貧血等症狀。

※　　※

接著，談談實型（充實型）和虛型（空虛型）的分類。

●實　型

日常舉止有活力，體格結實，夏天也不太出汗，常常便秘的人屬於實型，這種體質缺乏把病邪排出體外的力量，而能在體內撲滅病邪。

●虛　型

日常舉止缺乏活力，體格消瘦，天氣熱易冒汗，常常下痢，這種體質有力量將病邪排出體外，卻無法將它在體內撲滅。我們將這些整理如下四種類型：

熱實型；熱虛型。

寒實型；寒虛型。

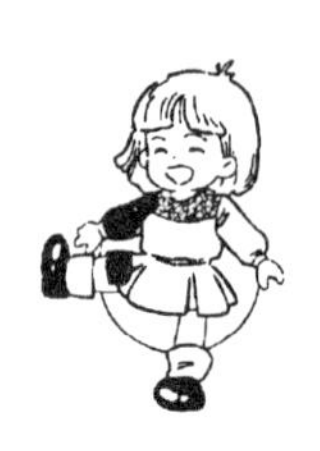

藥物的分類

經驗實驗學的中醫，根據過去的實驗，從生藥類的性質與效果可以分類為——

有補強體力作用的……………………補藥
能將體內病邪排瀉的作用……………瀉藥
有興奮充血的作用……………………溫藥
有鎮靜消炎作用………………………寒藥
沒有溫性寒性、補性瀉性……………平藥
有溫性寒性、補性瀉性………………中藥
將水分排出體外………………………燥藥
將水分保留在體內……………………潤藥

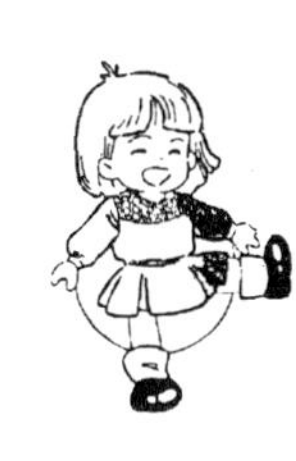

補藥的效果

服用補藥能給人體力和元氣，使體質成為實型的作用，因此，虛型的人服用補藥，身體會健康，這便是能得到順調的秘訣。但相反地，如果實型的人服用了過多的補藥，便秘就更形嚴重，汗也無法排出體外，排泄如不順調，病邪就殘留體內，積蓄下來便呈現疾病狀態。

瀉藥的效果

瀉藥的效果能把病邪排出體外，因此，身體會成虛型。實型的人服用瀉藥，可得到均衡而健康。

相反地，虛型的人若服用了過多的瀉藥，便成下痢狀態，出汗、排泄過多、體力衰退，失去抵抗病邪的作用，結果便生病。

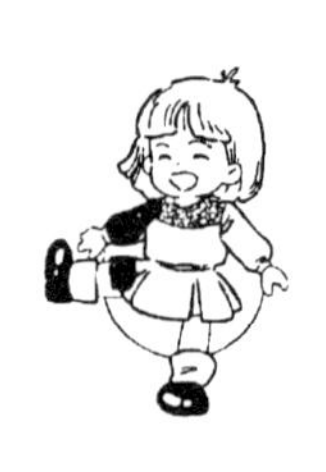

溫藥的效果

服用溫藥，可使人體機能興奮，身體成為熱型的作用。因此，有機能衰退、沈滯、萎縮、貧血傾向體質的人，就以溫藥補強來改善冷虛症，或無力症狀，便可得到均衡健康身體。

相反地，熱型的人服用過多的溫藥，會呈失眠、充血症狀，應該多加留意。

寒藥的效果

服用寒藥，會使人體機能鎮定，成為寒型的作用。因此，熱型的人服用寒藥便可得到均衡，有機能亢進、發炎、興奮、充血等傾向的體質，便可得到改善，失眠、瘡疔、發炎等也可鎮定下來，成為健康的人。

相反地，寒型的人服過多的瀉藥，會冷虛、貧血，使症狀益加嚴重。

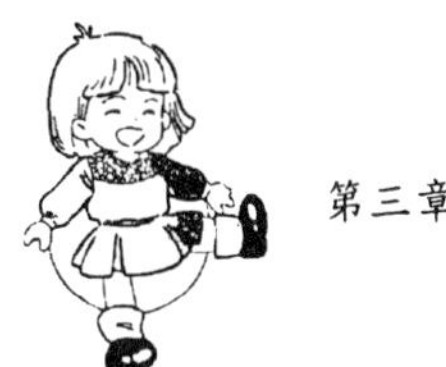

燥藥的效果

服用燥藥，有排除人體中水分的效果，所以服燥藥，體質便成虛型。

如果實型人服用有燥藥效果的藥，慢性浮腫的體型缺陷可獲改善，並且恢復健康。相反地，虛型的人服用過多的燥藥，會形成體內水分不足而成慢性口渴，同時皮膚亦會乾燥。

潤藥的效果

服用潤藥，能保持體內水分的效果。因此，虛型人服用了，會變為實型體質，所以，虛型人服用潤藥，慢性口渴可以改善，並獲健康。

相反地，實型人服用過多，會產生局部水分過剩現象及慢性浮腫、胃內滯水、冷虛症等更形嚴重。

※　　　※

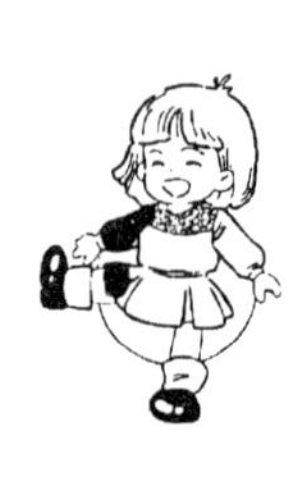

前面說過，媚酒的目的不在治療疾病，而在維持健康，所以不需要過分拘泥於藥物的配合。但既然要做，還是選擇更有效果的。選擇的基本條件，就是留意自己體質，調和過剩，補充不足，並得到均衡。

熱型人——使用有鎮靜、消炎等效果，同時，使體質為寒型的寒藥系統。

寒型人——選用有興奮充血效果，使體質為溫型的溫藥系統。

實型人——選能排泄體內病症原因的效果，並使體質成虛型的瀉藥系統。

虛型人——選用能補強體力效果，使體質成為實型的補藥系統。

不過，這只是基本原則問題，如果要期待生藥原來的效果時，對藥性有所矛盾的藥材，還是優先選擇效果才對。

要維持體質均衡的原則，然後再進一步加上對自己的自覺症狀有效的就好（如：不能入眠、胃不好、神經痛等等）。

再重複一次，以基本原則來想，熱型人不能用溫型的生藥，可是數量若過多，就不適合了。如果真需要那種生藥效果時，量減少一點即可。

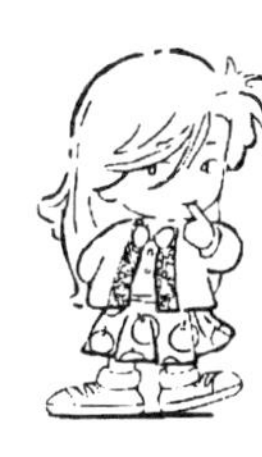

第四章 十三種體質的生藥配方

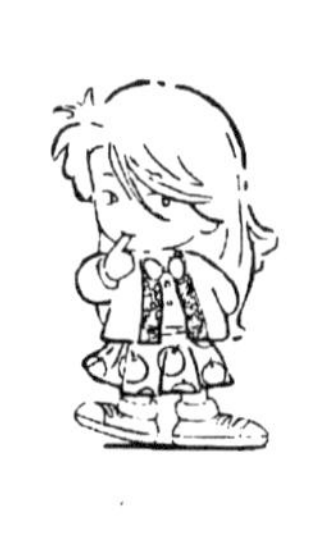

基本漢方生藥有三十九種

漢方生藥基本上有三十九種。除此之外，能期待強壯強精效果的生藥還有許多，有動物性、礦物性、金屬性等。

這裡所提出的生藥類皆屬上藥類，對人體絕不會有害，至於為何只列出植物性呢？那是個人的喜好，如果只選用植物性也可充分達到目的。

根據後漢時代梁的陶宏景所著『神農本草經』記載，由他的經驗及臨床實績來判斷，漢方生藥依其藥性分類，可分為上藥、中藥、下藥三種。

上藥是以不老長生為效果及目的，每天服用對人體絕對無害。

中藥是以養性、防病為目的，如果沒有依照個別需要去服用，有反症狀出現的可能性。

下藥具有治療疾病的效果，但是藥品管理物法中，顯示下藥如「附子」等是有毒的，所以用這類藥時，需要有合格醫師的診斷處方才行。

任何一種生藥皆有強壯、強精的效果，而且只需單味（一種類）就有

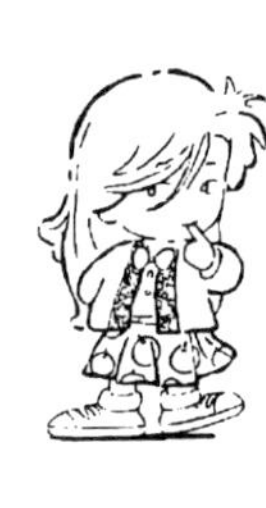

效，但實際上還是混合幾種，使成分充分滲透出來更有效。

它的選擇方法前面也敘述過，應該先了解自己的體質，再選擇能補充其不足的弱點，並適合自己體質的藥材。

這種藥並非以治療為目的，而是為維持身體健康，使能享受生活的快適，所以不可操之過急，每天只需喝少量，約三十cc（二、三杯）便可以維持身體的健康了。

既然是為維持健康的酒，便不需過分急著期待藥效。

假如能使身體強壯，便一定也能強精，所以，尋找適合自己體質症狀的生藥，製酒來飲用，也是一種樂趣。

做法如前面所敘述，先選擇適合自己體質和症狀的材料，將米酒等酒精度三十五度的酒，放入寬口瓶中，然後將預定的材料中，不純的藥材挑出，其餘的都投入瓶中，加蓋密封，貯藏在陰暗的地方，每週拿出來搖動一次，促進藥物成分的滲透。

過了所需的滲透時間二～六個月，自然會成熟，再按照前面敘述的方法拿出來過濾即成。

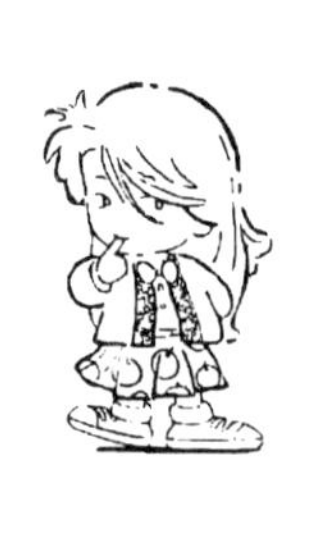

一般的媚酒五種調和方法

下面列出配合症狀選擇材料，同時，確認已有實績效果的媚酒做法，讓各位做為參考。

這是以各階層的人為對象所編成的表，因此，讀者可以照你本身所需要的，再追加一些藥材，自己試著做做看。

再一次的聲明，無論是增加藥材的種類或量，都不減其成為媚酒、健康酒的效果。

材料費、原酒費決不會很高，漢方生藥零售價格也不高，一天約十元即可，比一般家庭晚酌的預算更划算。

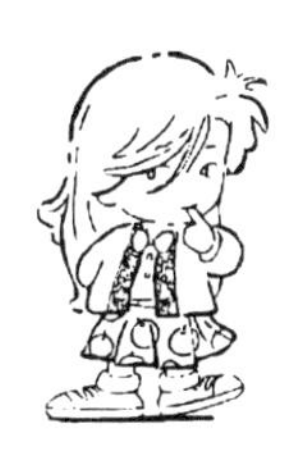

各種藥草的效果一覽表

●強壯強精

生藥名	性	效果
地膚子	寒	強壯強精、增進活力、利尿、陽痿有特效
淫羊藿	溫	強精、增進活力、造血強壯、中風、陽痿有特效
肉蓯蓉	溫	氣力充實、性慾恢復、強壯強精、防止遺精
五味子	寒	強壯強精、滋養回春、頭痛、暈眩失眠、腦神經衰退
蔓荊子	寒	精氣旺盛、身心明快、筋肉強化、強壯強精

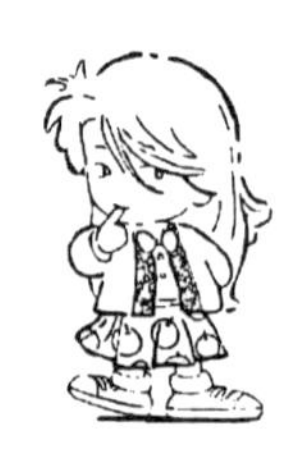

蘿摩子	溫	強壯強精、增進活力、媚藥效果
女貞	溫	強壯強精、增進性慾、失眠、食慾不振
蓮肉	平	強壯強精、陽痿恢復
芡實	平	強壯強精、增進活力、陽痿恢復
蛇床子	溫	強精、陽痿恢復、收斂性、消炎性
●恢復疲勞		
山茱萸	溫	防止老化、增強精力、增進活力、強壯強精、滋養、腰虛脫感、防止疼痛、防止動脈硬化
酸棗仁	平	強壯神經、治療失眠、鎮靜腦神經、健胃整腸

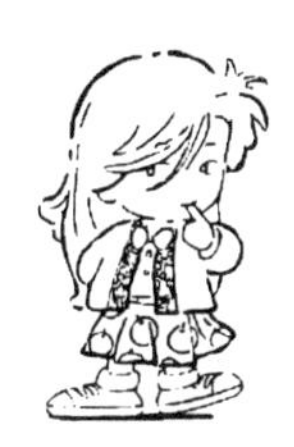

施花	平	強壯強精、增進活力、糖尿病、利尿、女性冷感、糖尿陽痿
川芎	溫	強壯強精、增血補血、鎮靜、鎮痛、婦女病
木天蓼	溫	強壯強精、增進精力、增進活力、風濕神經痛、利尿
菟絲子	平	強壯強精、消除疲勞、利尿、腎臟疾病
韓國人參	溫	無副作用的萬能藥、補血、強壯強精、增進活力、神經衰弱、失眠、健胃整腸

●保持健康

枸杞	平	強壯強精、增進體力、調整內臟
五加皮	溫	強壯強精、鎮痛、筋肉強化、精力恢復

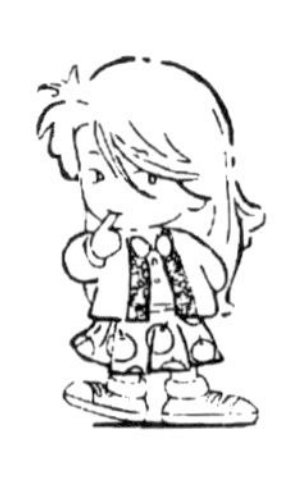

何首烏	溫	強壯強精、恢復疲勞、防止衰老
天門冬	寒	滋養強壯、體質虛弱、病後的恢復
龍眼肉	溫	精神安定、防止心悸、滋養強壯、失眠
麥門冬	寒	滋養強壯、鎮咳、祛痰、強心、利尿、解熱
丁字	溫	促進健胃消化機能，使之興奮
甘草	平	神經痛、月經失調、膽石、氣喘、關節炎鎮痛、腎石症痛發作、排尿時鎮痛、胃潰瘍
牛膝	平	利尿、強壯、月經不順
楮實	寒	利尿、強精、健胃、陽痿

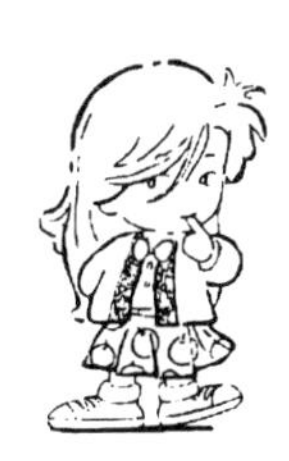

稀薟	寒	強壯、鎮痛、解熱、風濕、貧血、虛脫
蒼朮	溫	健胃、促進腎臟機能向上、利尿
茯苓	平	強心、鎮靜、利尿、強壯、防止心悸

●使身體強健

山藥	平	滋養強壯、恢復體力、止下痢、夜尿、盜汗、遺精、協助性荷爾蒙功能、止咳、健胃整腸
黃精	平	滋養強壯強精、病後體力的恢復、增進活力
黃耆	平	精神安定、防止衰老、虛弱的人增進精力、強壯強精、血壓降低、防盜汗、止下痢
大棗	溫	強壯、鎮咳、鎮痛、利尿、內臟衰弱、恢復疲勞、防止老化

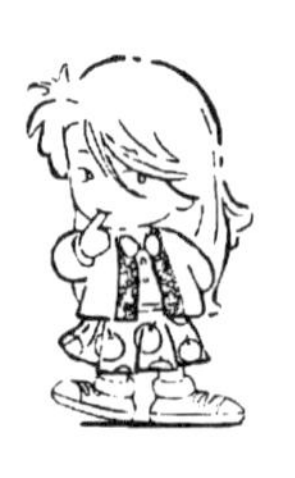

地黃	寒	增血止血、鎮靜、強壯、病後衰弱的恢復、治療糖尿病
杜仲	溫	促進強壯強精、鎮痛、神經痛、筋肉痛、關節痛、增進內臟器官的健康
柏子仁	寒	滋養強壯、增強體力、強化虛弱體質、鎮咳、止血
當歸	溫	強壯強精、恢復疲勞、鎮靜、補血、體質虛弱

●女性專用

益母	寒	產前產後淨血、止血、孕吐、月經不順、歇斯底里症、暈眩、足腰冷虛、強壯強精
紅藍花	平	產前產後冷症、貧血、補血、減少膽固醇
蕃紅花	溫	消除氣鬱、婦女病、鎮靜、強壯

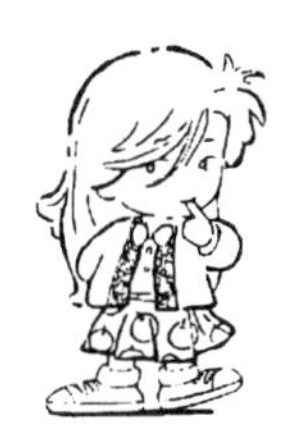

單味浸用的生藥量與滲透成分預定時日

生藥名	性	一升酒所需生藥量	預定滲透時間
韓國人參	溫	一〇〇克	一八〇日
何首烏	溫	一〇〇克	六〇日
五加皮	溫	一〇〇克	六〇日
天門冬	寒	一〇〇克	一〇〇日
淫羊藿	平	八〇克	一〇〇日
枸杞	平	一五〇克	一〇〇日
黃精	平	二〇〇克	一〇〇日
麥門冬	微寒	二〇〇克	六〇日
山茱萸	溫	一〇〇克	一〇〇日

生藥名	性	一升酒所需生藥量	預定滲透時間
黃耆	微溫	一〇〇克	六〇日
丁字	溫	五〇克	一〇〇日
杜仲	溫	一〇〇克	六〇日
女貞	平	一〇〇克	六〇日
木天蓼	溫	二〇〇克	一〇〇日
甘草	平	八〇克	一〇〇日
山藥	平	二〇〇克	六〇日
大棗	溫	二〇〇克	一〇〇日
菟絲子	平	一〇〇克	一〇〇日

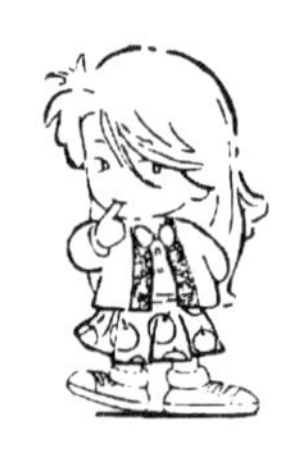

藥名	性	用量	日數
南五味子	溫	二〇〇克	一〇〇日
五味子	溫	一〇〇克	六〇日
蘿摩子	溫	八〇克	六〇日
蔓荊子	寒	一〇〇克	一〇〇日
地膚子	寒	一〇〇克	一〇〇日
紅藍花	溫	一〇〇克	六〇日
當歸	溫	二〇〇克	六〇日
蕃紅花	平	二〇克	一〇〇日
益母	寒	二〇〇克	一〇〇日
柏子仁	平	二〇〇克	一〇〇日
地黃	寒	一五〇克	二二〇日
石斛	寒	八〇克	六〇日
酸棗仁	平	二〇〇克	一二〇日
龍眼肉	溫	二〇〇克	一〇〇日
施花	平	一〇〇克	一二〇日
肉蓯蓉	溫	一五〇克	一三〇日
川芎	溫	二〇〇克	六〇日
蓮肉	平	一五〇克	一八〇日
芡實	平	一〇〇克	一八〇日
牛膝	平	二〇〇克	六〇日
楮實	寒	二〇〇克	一二〇日
稀薟	寒	二〇〇克	一二〇日

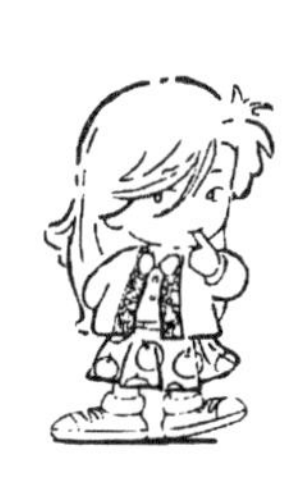

人的身體會隨著季節的變化而微妙的變化。

對於這種變化，古時候的王公貴族，就改變「藥酒」的成分，以配合體質狀況，及身體因氣候而生的變化，所調製的「媚酒」。

因此，他們各以單位藥草浸了好幾十種藥酒，然後每天調和其變化來使用。

為使「媚酒」收到最好的效果，還是以單味藥草來浸藥酒，而後再加以調和使用比較理想。

目前，人參酒、黃精酒、甘草酒、五加皮酒，都是單味藥草所浸的藥酒。

現在一般家庭有用幾十種單味酒來混合的方法，但是通常不可能有這麼大的地方，如果有，用這種方法很不錯。

為使各藥草的成分滲透入酒中，因藥草的種類不同，所需日數也有所不同。

例如：「韓國人參」最理想的是浸一八〇天，「枸杞」浸一〇〇天，「五味子」或「杜仲」則只需六十天。

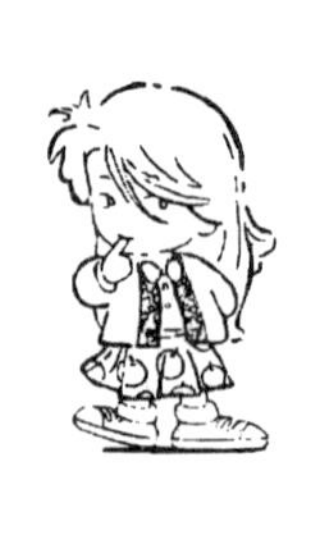

韓國人參在浸了二、三個月要服用時，韓國人參不要丟棄，因為它還含有成分，在倒出藥酒後，將米酒倒進去浸再利用，比較經濟。

有做過媚酒經驗的人，將滲透時間相同的藥草——

如「天門冬」、「枸杞」、「黃精」、「甘草」等浸在同一個罈中，放一百天；「杜仲」、「女貞」、「五加皮」等，也放在一個酒罈中六十天；「韓國人參」單獨浸一八〇天，這樣共分六種類，然後加以調和。

總之，「媚酒」要配合自己體質來調配，並且用自己喜歡的方法來調和最為有趣。

能了解單藥草的滲透時間後，你也可以試試自己做「媚酒」。

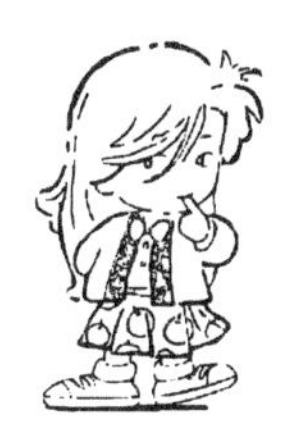

各種體質處方參考例

①男性熱實型用

米酒約五公升所用的材料

●十九種等於三五〇克

●一～二種無法購得無所謂

適合體格結實、豐滿、容易冒汗、經常口渴、飲水量多、尿量少而且顏色很黃的人。

生藥名	性	生藥量
韓國人參	溫	20克
淫羊藿	溫	20克
五加皮	溫	10克
山茱萸	溫	10克
蛇床子	溫	10克
五味子	溫	10克
地膚子	寒	30克
地黃	寒	30克
麥門冬	寒	20克
天門冬	寒	20克
蓮肉	平	20克
芡實	平	20克
山藥	平	20克
黃精	平	20克
枸杞	平	30克
甘草	平	10克
牛膝	平	10克
茯苓	平	20克
酸棗仁	平	20克

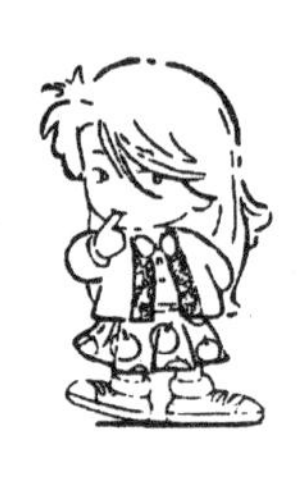

各種體質處方參考例

②男性熱虛型用

適合體格較魁梧、肌肉結實、夏天怕熱、冬天怕冷、皮下脂肪少、皮膚乾燥、尿量多顏色透明者使用。

米酒約五公升所用的材料

●二十種等於三五〇克

●一～二種無法購得無所謂

生藥名	性	生藥量
韓國人參	溫	20克
淫羊藿	溫	20克
蒼朮	溫	10克
當歸	溫	10克
何首烏	溫	10克
女貞	溫	10克
地膚子	寒	20克
地黃	寒	30克
麥門冬	寒	10克
天門冬	寒	20克
蔓荊子	寒	20克
蓮肉	平	10克
山藥	平	20克
黃精	平	20克
枸杞	平	10克
甘草	平	10克
牛膝	平	20克
茯苓	平	30克
酸棗仁	平	30克
菟絲子	平	20克

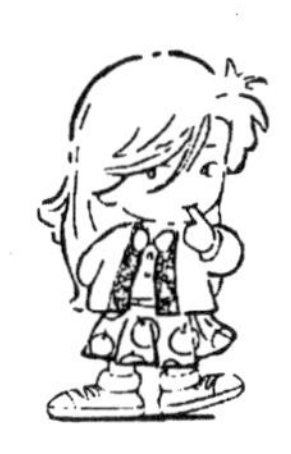

各種體質處方參考例

③男性寒實型用

米酒約五公升所用的材料

●十六種等於三五〇克

●一～二種無法購得無所謂

適合體格較瘦削、但身體健康、活潑、夏天炎熱時不易出汗、尿量少、容易便秘者。

生藥名	性	生藥量
韓國人參	溫	30克
淫羊藿	溫	30克
黃耆	溫	30克
川芎	溫	20克
蒼朮	溫	20克
當歸	溫	30克
五加皮	溫	30克
何首烏	溫	20克
山茱萸	溫	10克
木天蓼	溫	10克
白朮	溫	10克
杜仲	溫	20克
蛇床子	溫	20克
女貞	溫	20克
五味子	溫	20克
地黃	寒	30克

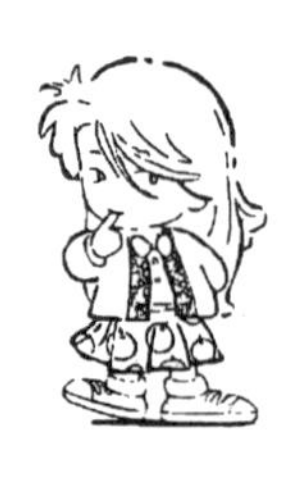

各種體質處方參考例

④男性寒虛型用

適合體格較瘦削、容易疲倦、沒元氣、夏天怕熱、冬天怕冷、常下痢、胃腸不好、神經質的人。

米酒約五公升所用的材料

●十六種等於三五〇克

●一～二種無法購得無所謂

生藥名	性	生藥量
韓國人參	溫	30克
淫羊藿	溫	30克
黃耆	溫	20克
川芎	溫	20克
蒼朮	溫	20克
當歸	溫	10克
五加皮	溫	30克
何首烏	溫	20克
山茱萸	溫	20克
木天蓼	溫	20克
大棗	溫	20克
杜仲	溫	20克
五味子	溫	20克
地黃	寒	20克
蓮肉	平	20克
酸棗仁	平	30克

各種體質處方參考例

⑤男性無氣力型用

適合皮膚無光澤、臉色蒼白、行動無力、神經質的腸胃不好、食慾不振、喜歡看人運動、自己卻無能為力的人。

米酒約五公升所用的材料

●十四種等於四〇〇克

●一～二種無法購得無所謂

生藥名	性	生藥量
韓國人參	溫	50克
淫羊藿	溫	50克
五加皮	溫	30克
何首烏	溫	20克
山茱萸	溫	30克
杜仲	溫	20克
蛇床子	溫	30克
肉蓯蓉	溫	30克
女貞	溫	20克
地膚子	寒	30克
地黃	寒	20克
蓮肉	平	30克
山藥	平	20克
枸杞	平	20克

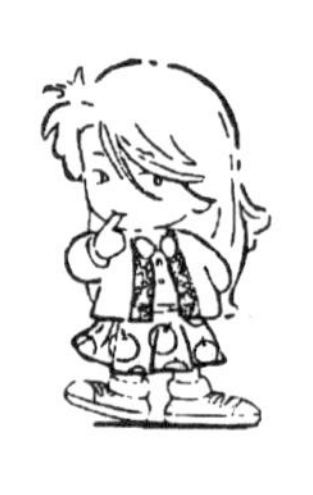

各種體質處方參考例

⑥男性虛弱型用

米酒約五公升所用的材料

●十六種等於四〇〇克

●一～二種無法購得無所謂

適合體格、行動、外表看來都很虛弱，缺乏男性條件、發育不全、身體時常出毛病、長年找醫師看病者。

生藥名	性	生藥量
韓國人參	溫	30克
淫羊藿	溫	30克
蒼朮	溫	15克
當歸	溫	30克
五加皮	溫	30克
何首烏	溫	20克
木天蓼	溫	15克
大棗	溫	30克
蛇床子	溫	20克
女貞	溫	20克
地膚子	寒	20克
地黃	寒	30克
山藥	平	30克
黃精	平	30克
枸杞	平	20克
酸棗仁	平	30克

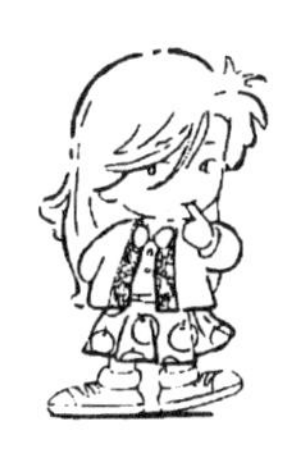

各種體質處方參考例

⑦男性高齡者適用

適合男性六十歲以上、日常易疲勞、體力恢復遲緩者。並有風濕、神經痛等老人病象徵。特別是對疾病敏感，對飲食、健康較神經質的人。

米酒約五公升所用的材料

●十七種等於四〇〇克

●一～二種無法購得無所謂

生藥名	性	生藥量
韓國人參	溫	50克
淫羊藿	溫	20克
蒼朮	溫	20克
當歸	溫	20克
五加皮	溫	10克
何首烏	溫	30克
山茱萸	溫	20克
大棗	溫	20克
杜仲	溫	10克
五味子	溫	20克
麥門冬	寒	20克
天門冬	寒	20克
山藥	平	30克
枸杞	平	30克
甘草	平	10克
茯苓	平	20克
酸棗仁	平	30克

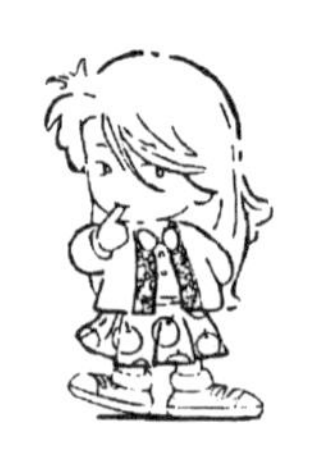

各種體質處方參考例

⑧女性熱實型用

適合體格較大、豐滿型、外表看來身體圓滾、易口渴、尿量少顏色黃的女性。

米酒約五公升所用的材料

●十七種等於三五〇克

●一～二種無法購得無所謂

生藥名	性	生藥量
韓國人參	溫	20克
蒼朮	溫	10克
當歸	溫	20克
五加皮	溫	10克
山茱萸	溫	10克
五味子	溫	20克
地黃	寒	50克
麥門冬	寒	20克
天門冬	寒	20克
益母	寒	30克
蓮肉	平	10克
山藥	平	20克
枸杞	平	20克
甘草	平	10克
茯苓	平	30克
酸棗仁	平	30克
紅藍花	平	20克

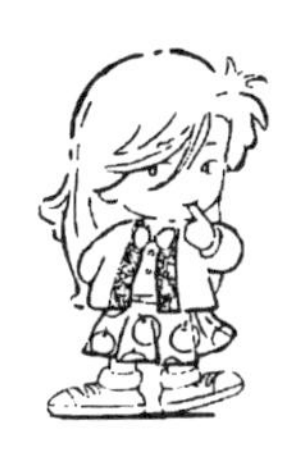

各種體質處方參考例

⑨女性熱虛型用

米酒約五公升所用的材料

●十六種等於三五〇克

●一～二種無法購得無所謂

適合體格大、但不豐滿、夏天怕熱、冬天怕冷、肌膚無光澤、尿量多顏色透明的人。

生藥名	性	生藥量
韓國人參	溫	20克
當歸	溫	20克
五加皮	溫	10克
山茱萸	溫	10克
杜仲	溫	20克
地膚子	寒	20克
地黃	寒	50克
麥門冬	寒	20克
天門冬	寒	20克
蔓荊子	寒	20克
益母	寒	50克
山藥	平	20克
甘草	平	10克
酸棗仁	平	30克
紅藍花	平	20克
蒼朮	平	10克

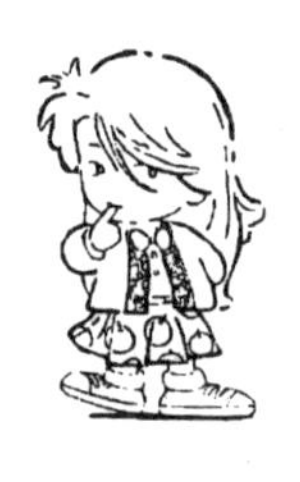

各種體質處方參考例

⑩女性寒實型用

米酒約五公升所用的材料

●十六種等於三五〇克

●一～二種無法購得無所謂

適合體格瘦小、元氣充沛的女性。夏天出汗少、尿色黃、容易便秘者。

生藥名	性	生藥量
韓國人參	溫	30克
黃耆	溫	10克
川芎	溫	30克
當歸	溫	30克
五加皮	溫	10克
山茱萸	溫	30克
大棗	溫	40克
蛇床子	溫	10克
五味子	溫	10克
蕃紅花	溫	20克
益母	寒	20克
山藥	平	20克
甘草	平	10克
茯苓	平	30克
酸棗仁	平	20克
紅藍花	平	30克

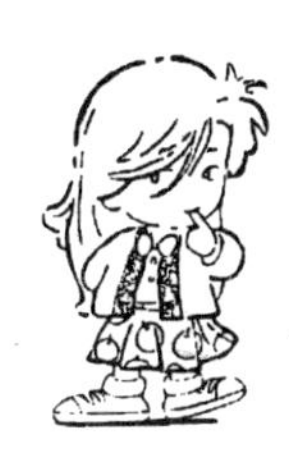

各種體質處方參考例

⑪女性寒虛型用

適合體格削瘦、無元氣、夏天怕熱、冬天怕冷、時常下痢、胃腸不好、喜歡晚上活動、失眠、稍神經質、偏食、食慾小的人。

米酒約五公升所用的材料

●十九種等於三五〇克

●一～二種無法購得無所謂

生藥名	性	生藥量
韓國人參	溫	30克
黃耆	溫	10克
蒼朮	溫	10克
當歸	溫	30克
五加皮	溫	10克
何首烏	溫	10克
山茱萸	溫	30克
木天蓼	溫	10克
白朮	溫	20克
大棗	溫	20克
杜仲	溫	10克
蕃紅花	溫	20克
益母	寒	20克
山藥	平	20克
甘草	平	10克
牛膝	平	10克
茯苓	平	30克
酸棗仁	平	20克
紅藍花	平	30克

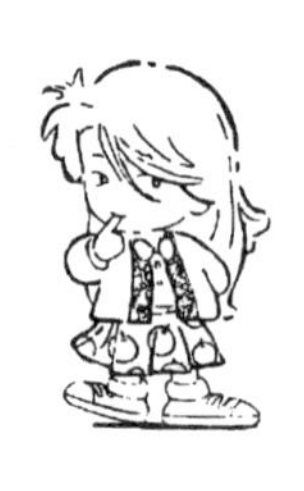

各種體質處方參考例

⑫女性虛弱型用

米酒約五公升所用的材料

●十五種等於四〇〇克

●一～二種無法購得無所謂

適合皮膚乾燥、行動無元氣、失眠、神經質、令人感覺外表看來有婦女病、食慾不振的女性。

生藥名	性	生藥量
韓國人參	溫	30克
黃耆	溫	30克
川芎	溫	20克
當歸	溫	30克
五加皮	溫	30克
山茱萸	溫	20克
木天蓼	溫	20克
杜仲	溫	30克
蕃紅花	溫	20克
地黃	寒	30克
益母	寒	30克
山藥	寒	30克
黃精	寒	30克
酸棗仁	寒	20克
紅藍花	寒	30克

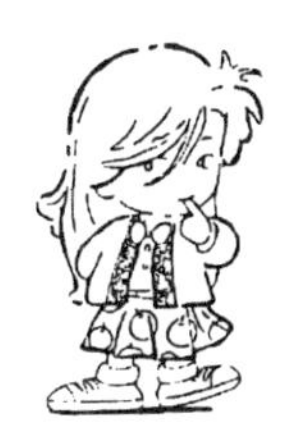

各種體質處方參考例

⑬女性高齡者適用

米酒約五公升所用的材料

●十六種等於四〇〇克

●一～二種無法購得無所謂

適合女性五十五歲以上、行動無元氣、肌膚無光澤、有老人病象徵的女性。

生藥名	性	生藥量
韓國人參	溫	50克
蒼朮	溫	20克
當歸	溫	50克
何首烏	溫	30克
山茱萸	溫	20克
白朮	溫	20克
杜仲	溫	30克
五味子	溫	20克
益母	寒	20克
稀薟	寒	30克
山藥	平	20克
黃精	平	20克
枸杞	平	30克
甘草	平	10克
茯苓	平	20克
紅藍花	平	10克

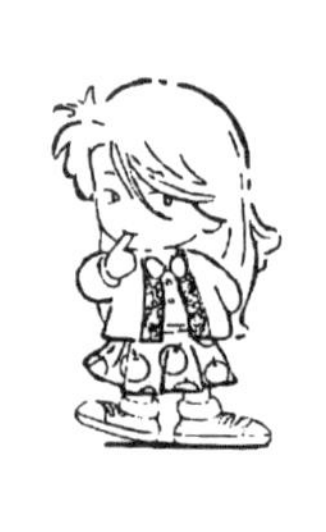

二種最好的處方

每個人的症狀都不一樣，希望也各有不同，但是，渴求健康、強壯、美艷的心情，則是每一個人的共同願望。

以上種種配方，當然收到應有效果，不過，若要說最好的藥方，則必須加添下列藥材。但是，這些藥不是治療疾病用的。所以，不必過於神經質。使用的材料都是上藥，各種材料相輔相成，對身體並無害處。處方列於下表。

不過，使用時有體質的劃分，分成溫型體質用的寒系藥，及寒型體質用的溫性藥二種。

女性所用的寒性藥必須加上益母三十克、紅藍花十克，溫性藥需加上益母十五克、紅藍花十克、蕃紅花十克。

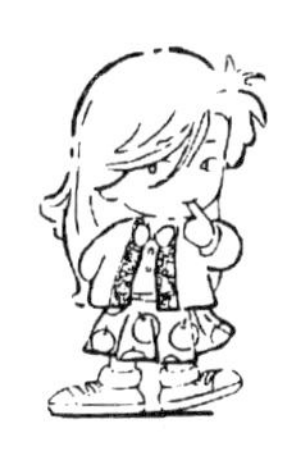

肥胖型用最好的處方・寒性（三個月份米酒約五公升）

材料名	性	重量
韓國人參	溫	10克
淫羊藿	溫	30克
黃者	溫	10克
當歸	溫	10克
五味子	溫	10克
地黃	寒	20克
天門冬	寒	15克
蓮肉	平	10克
黃精	平	10克
甘草	平	10克
茯苓	平	10克
蒼朮	平	20克

材料名	性	重量
五加皮	溫	20克
何首烏	溫	5克
杜仲	溫	10克
女貞	溫	10克
地膚子	寒	20克
麥門冬	寒	15克
蔓荊子	寒	10克
山藥	平	20克
枸杞	平	20克
牛膝	平	10克
菟絲子	平	10克
酸棗仁	平	10克

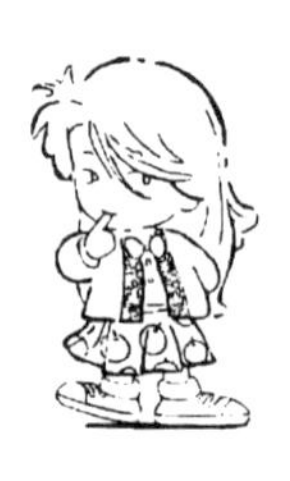

瘦弱人用最好的處方・溫性（三個月份米酒約五公升）

材料名	性	重量	材料名	性	重量
韓國人參	溫	10克	淫羊藿	溫	30克
黃耆	溫	10克	川芎	溫	10克
當歸	溫	10克	五加皮	溫	30克
何首烏	溫	5克	山茱萸	溫	10克
白朮	溫	10克	大棗	溫	20克
杜仲	溫	10克	蛇床子	溫	10克
肉蓯蓉	溫	10克	五味子	溫	10克
地黃	寒	20克	蓮肉	平	10克
山藥	平	20克	黃精	平	20克
枸杞	平	30克	甘草	平	10克
牛膝	平	10克	茯苓	平	10克
酸棗仁	平	10克			

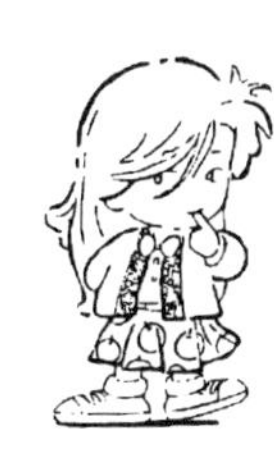

媚酒材料的買法

媚酒的材料在街上的中藥店都有出售，但是若將需要量一次都買來，還是到中藥批發店購買比較便宜，而且種類也較齊全。

漢方生藥的包裝單位是五百克一袋，因為零售價格會比較高，所以盡量買五百克回來，保管在大型的罐子裏，可保長期不變質。

健康酒必須長期飲用，所以，買的時候需多買幾次的份量。

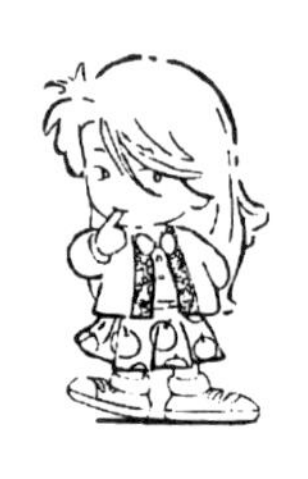

男性用健康酒・生藥配分體質之比（據實績效果分析）

●以如下數目做為分配比。數字代表1克或10克

米酒是以約五公升為恰當。

體質	生藥名／性	韓國人參（溫）	淫羊藿（溫）	黃耆（溫）	川芎（溫）	蒼朮（溫）
體格結實型、豐滿型。易口渴、尿量少。	熱實用	2	2			
體格大、筋肉質。怕冷、怕熱、皮膚無光澤。	熱虛用	2	2			1
體格細瘦、活潑、不太出汗、容易便秘。	寒實用	3	3	3	2	2
體格瘦、無力、怕冷、怕熱、容易下痢。	寒虛用	3	3	2	2	2
皮膚無光澤、行動無力。神經質、失眠、無食慾。	無氣力用	5	5			
虛弱型、無男子氣概、發育不全型。	虛弱用	3	3			1.5
六十歲以上、易疲勞、風濕等老人病象徵。	高齡用	5	2			2

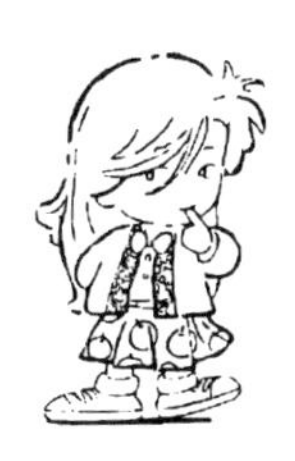

女貞	肉蓯蓉	蛇床子	杜仲	大棗	白朮	木天蓼	山茱萸	何首烏	五加皮	當歸
溫	溫	溫	溫	溫	溫	溫	溫	溫	溫	溫
		1					1		1	
1								1		1
2		2	2		1	1	1	2	3	3
	3	3	2	2		2	2	2	3	1
2		2	2				3	2	3	
2				3		1.5		2	3	3
			1	2			2	3	1	2

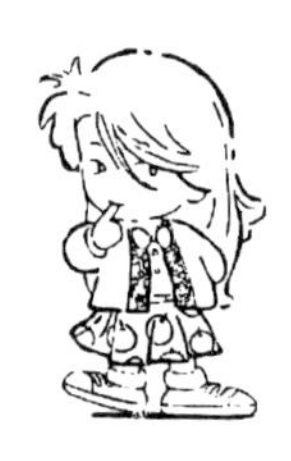

芡實	蓮肉	稀薟	益母	蔓荊子	天門冬	麥門冬	地黃	地膚子	蕃紅花	五味子
平	平	寒	寒	寒	寒	溫	寒	寒	溫	溫
2	2				2	2	3	3		1
	1			2	2	1	3	2		
							3			2
	2						2			2
	3						2			
							3	3		
					2	2		2		2

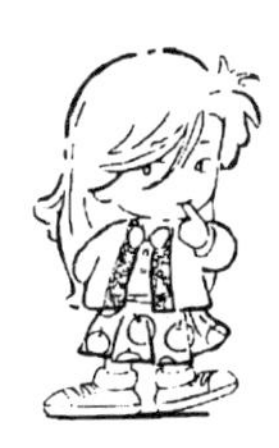

總計	蒼朮	紅藍花	菟絲子	酸棗仁	茯苓	牛膝	甘草	枸杞	黃精	山藥
	平	平	平	平	平	平	平	平	平	平
35				2	2	1	1	3	2	2
35			2	3	3	2	1	1	2	2
35										
35				3						
40								2		2
40				3				2	3	3
40				3	2		1	3	2	3

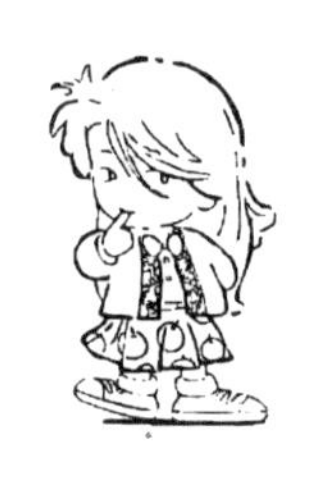

女性用健康酒・生藥配分體質之比（據實績效果分析）

●以如下數目做為分配比。數字代表1克或10克

米酒是以約五公升為恰當。

體質	生藥名／性	韓國人參（溫）	淫羊藿（溫）	黃耆（溫）	川芎（溫）	蒼朮（溫）
體格大、豐滿、易口渴、尿量少。	熱實用	2				1
體格大、不豐滿、怕冷、怕熱、皮膚無光澤。	熱虛用	2				
體格細瘦、活潑、夏季少流汗、常便秘。	寒實用	3		1	3	
體格細瘦、無力、缺乏女性魅力、易下痢、失眠、無食慾。	寒虛用	3		1		1
神經質、皺紋多、無力、不活潑、失眠、有婦女病、皮膚粗糙。	虛弱用	3		3	2	
五十五歲以上、行動笨重、皮膚無光澤、有老人病現象。	高齡用	5				2
男性 普通型 細身型	溫性處方	1	3	1	1	
男性 肥滿型	寒性處方	1	3	1		

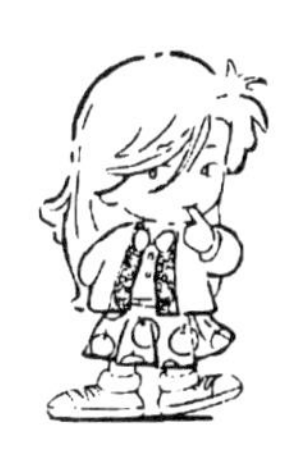

女貞	肉蓯蓉	蛇床子	杜仲	大棗	白朮	木天蓼	山茱萸	何首烏	五加皮	當歸
溫	溫	溫	溫	溫	溫	溫	溫	溫	溫	溫
							1		1	2
			2				1		1	2
			1		4		3		1	3
			1	2	2	1	3	1	1	3
			3			2	2		3	3
			3			2	2	5		5
	1	1	1	2	1		1	0.5	3	1
1			1					0.5	2	1

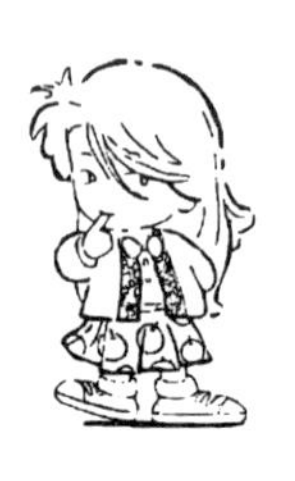

芡實	蓮肉	稀薟	益母	蔓荊子	天門冬	麥門冬	地黃	地膚子	蕃紅花	五味子
平	平	寒	寒	寒	寒	溫	寒	寒	溫	溫
	1		3		2	2	5			2
			5	2	2	2	5	2		
			2						2	1
			2						2	
			3				3		2	
		3	2							2
	1						2			
	1			1	1.5	1.5	2	2		

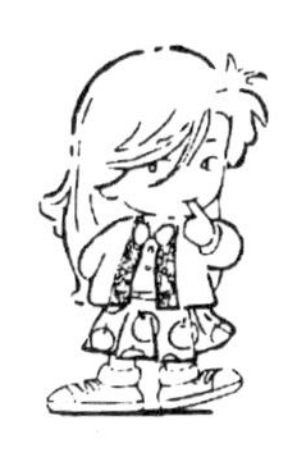

總計	蒼朮	紅藍花	菟絲子	酸棗仁	茯苓	牛膝	甘草	枸杞	黃精	山藥
	平	平	平	平	平	平	平	平	平	平
35		2		3	3		1	2		2
35	1	2		3			1			2
35		3		2	3		1			2
35		3		2	3	1	1			2
40		3		2					3	3
40		1			2		1	3	2	2
32.5				1	1	1	1	3	2	2
32.5	2		1	1	1	1	1	2	1	2

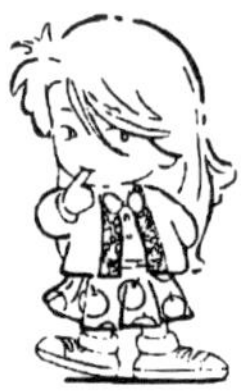

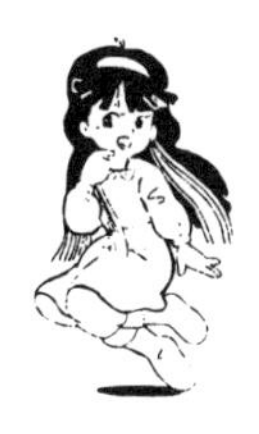

第五章

媚藥的原料——生藥39種

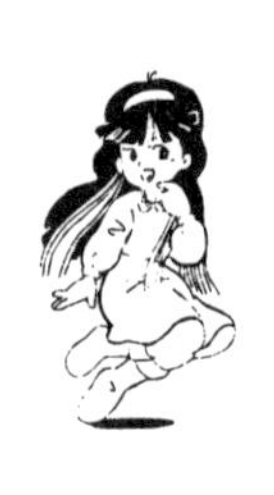

(1)韓國人參

溫　五加科

二千年前就被採用的韓國人參

韓國人參這個名稱，最早是出現在距今約二千年前。前漢元帝時，史游著『史游撰』一書中，有「參」一字，以後人參的名稱才開始出現。其次，在一七〇〇年前，後漢時代的張仲景所著『傷寒論』中，載有一一三種漢藥處方，其中有二十一種採用人參。

『傷寒論』後，梁朝的陶宏景彙集『神農本草經』一書，其中也承認了人參的藥效，而後使用範圍擴大。

這種韓國人參是自然生的，從播種到發芽需二十個月，根做為藥用需六十～一百年，而且一旦採集下來，便無法再繁殖，因此售價相當高。

中國長白山脈原來也生產人參，但是以後漸漸減少，終至絕跡。也許是韓國風土較適合，便漸漸移向韓國，成為韓國特產。

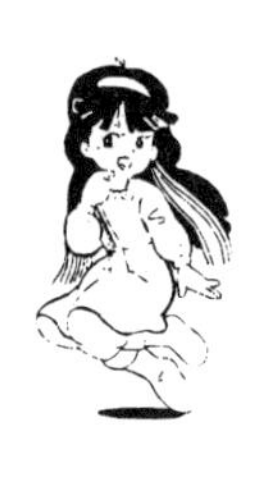

明代醫藥研究漸漸發達，人參處方也隨之增加，在『景岳全書』中有二二三〇種處方，其中有五〇九種人參處方，佔了全部的四分之一，其藥效也被承認。

聖武天皇時代傳入日本

到了西元七三九年（日本聖武天皇天平十一年），人參由當時的渤海國（中國東北）傳至日本，其後又經由中國、朝鮮輸入。距今約二八〇年前，享保年間德川幕府時，由朝鮮移入人參的苗、種子，在日本選擇日光充足的土地，苦心栽培成功，以後這些種子又推廣至福島、長野、島根縣栽培。

韓國人參的生長有緯度的自然限制，而且對於溫度、土質、光線條件

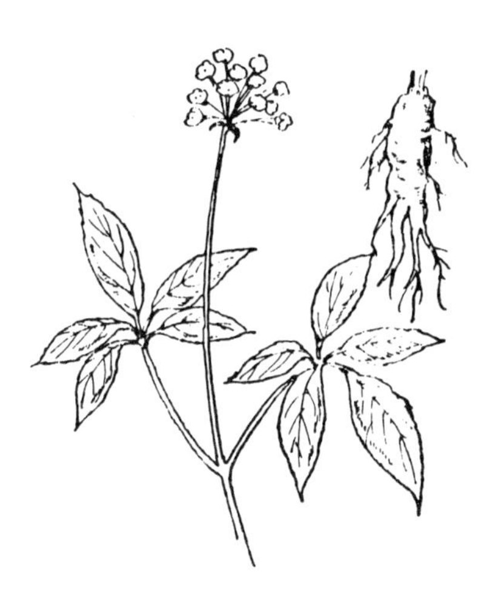

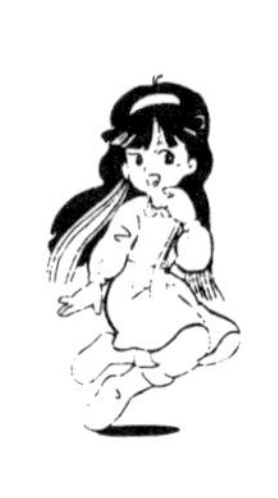

要求很嚴苛。『本草綱目』中也有記載：「其草，背陽向陰。」

現代的人工栽培人參與普通的植物是不同的，栽培人參要在南側搭一座遮陽棚，在向北的小屋中培育六年。人工栽培的成長較早，第三年就開花，五年後便可成為商品。第二年、第四年需間拔，到了第六年便可正式收成。

白參就是除去表皮的乾燥人參，外面呈淡白色。需視其顏色、型態、大小來分品質的等級。紅參則是將人參蒸過以後再乾燥，內外都是呈淡褐色，也是以型態，大小來分等級。

另有一種叫做鬚人參，乃收集人參的鬚根而成，這不在分級之類。

要栽培好人參，收成之後那塊土地就要放置十五年，不再栽種什麼，據說日本的長野縣某一地方，若栽培一次，得等六十年後才能再栽種。

韓國人參已有二千年歷史，現在世界各國爭先研究，因此，其成分分析也比以前說明得更清楚。但由於人參的化學構造複雜，容易受到熱、酸等的破壞，因此，要取出其純粹成分相當困難。

經各大學教授的研究，發現藥效的主體，約佔人參的四%，它含有十

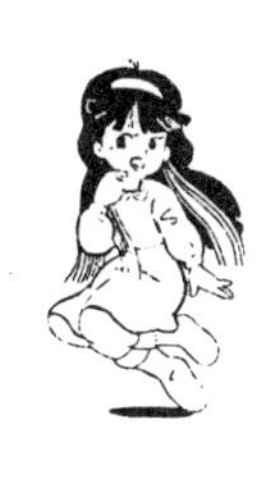

四種以上的成分，包括皂角玳類和發出人參特有味道的谷甾醇、谷氨酸、胺氨酸、酪氨酸、葡萄糖等等。

造成強壯體質的成分

人參中有強壯強精的成分是角玳類，這種成分可以刺激腰髓的性慾中樞，引起亢奮作用，並且刺激腦下垂體副腎皮質系作用，會造成有抵抗力的體質，同時也會吸收食物中的蛋白質，使成為身體的成分，發揮充沛的體力。

研究中也證明，人參能使肝臟機能也可獲得改善，血液中的血清蛋白質會增加，營養也會獲得改善，並促進構成胃腸細胞蛋白質的合成，因此胃腸機能也得到改善。

有抑制癌症的效力

我們要特別提出來的，是韓國人參中所含的鍺；鍺是最近被發現的第三十二號元素。

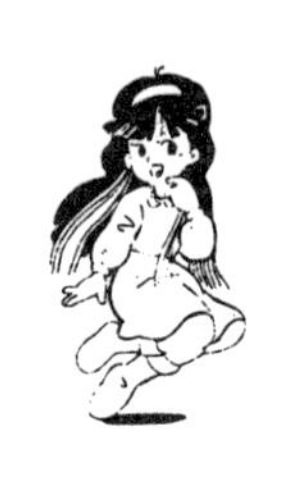

鍺的效果被認為是種萬能藥，已引起世人的矚目，除了有抑制癌症的效果外，對於過去被認為難以治療的腦軟化症、白血病、肝臟機能障礙、水銀中毒、胃潰瘍、高血壓症等等，也有極大的功效。

韓國人參經發現含有大量的鍺。

植物中含鍺量	
韓國人參（韓國產）	四、一八九ＰＰＭ
韓國人參（日本長野產）	三三〇ＰＰＭ
韓國人參（日本島根產）	二五〇ＰＰＭ
大　蒜	七五四ＰＰＭ
枸杞的根	二三九ＰＰＭ
康夫利	一五二ＰＰＭ
蘆　薈	七七ＰＰＭ
綠　藻	七六ＰＰＭ
胡孫眼	八〇〇ＰＰＭ

韓國產的人參，與日本長野、島根所產的人參的鍺含有量之差，是因

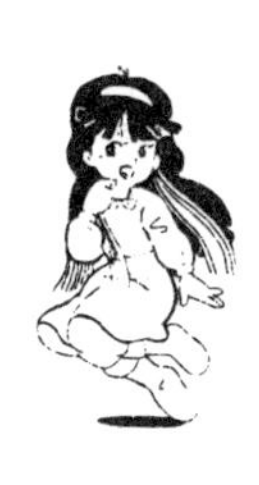

為人參無法連續種植的原因。韓國產的一旦收成，其土地在二十年內便不再栽種，但日本由於耕地過於狹窄，只隔五～十年，便再度種植。

對糖尿病也有效果

據日本近畿大學東方醫學研究所久保教授的研究結果，人類的活動熱源——醣質或脂肪，在胃腸消化後，便被腸壁的血管吸收，然後運至肝臟貯藏。體內的某部分需要熱能時，配合需要熱能源的肝醣便被血液送至需要的細胞，指導這些功能的就是由胰臟分泌出的荷爾蒙，稱為胰島素。

如果這種荷爾蒙（胰島素）不足，便無法運送熱能至需要的細胞，身體便會覺得很疲倦，嚴重者便形成糖尿病，患有糖尿病會形成陽痿，這是由於熱能未送至需要活動的細胞所造成的。

韓國人參對於治療這種症狀，能發揮極優越的效果，因為人參中含有與胰島素同樣功能的物質。

也就是說，人參可補給體內的胰島素。

此外，人參也有在肝臟內貯臟、輸出熱能的功效；將醣質或脂肪貯臟

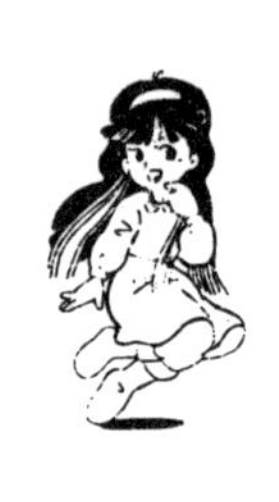

在肝臟內，將更多的熱能輸入血液中。據研究報告，服用人參，可提高這種功能三十％。

人的身體有再加的熱能，可是不能提供給身體的細胞，仍是不行的。細胞主要是由蛋白質構成的，蛋白質被消化吸收後，也是暫時貯存在肝臟內，然後分送至各細胞內。

已證明缺乏精子症也有效

人體的細胞，一分鐘被消耗掉三億個，隨即又製造出新的，洗澡時所洗的污垢乃是皮膚的舊細胞。人體便是以新細胞不斷的來取代舊細胞。

精子的細胞也是同樣的情形，睪丸中的精子一有不足現象，立刻便有蛋白質及醣質運送至此，引起細胞分裂，開始製造精子。人參會促進精子的細胞分裂作用，所以，根據臨床實驗及研究調查，證明人參對於缺乏精子症相當有效，人參具有幫助製造精子的功能。

健康的人喝了人參汁，精子數目也會增加，因此，性慾也跟著增強，射精時也更增加充實感。

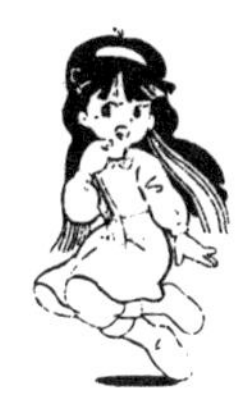

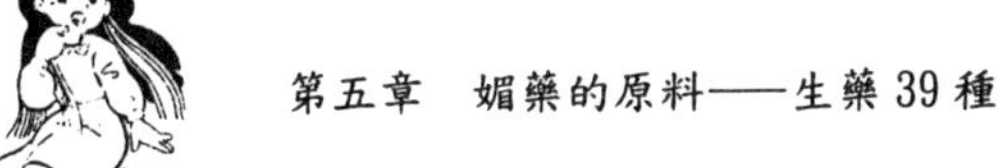

現代的人，由於壓抑而形成陽痿的情形很多，而人參具有抗抑制的作用，會鎮壓人的焦慮感、不安感，所以，對於防止陽痿也很有功效。

人參七效說

中國將自古以來服用人參的實際效果，整理成「人參七效」說：

(1)補氣救脫　恢復疲勞。

(2)益血復脈　貧血、低血壓有效。

(3)養心安神　對神經症、自律神經失調有效。

(4)生津止渴　能止渴、有滋潤作用，如糖尿病有效。

(5)補肺定喘　緩和呼吸困難，對肺結核、氣喘有效。

(6)健脾止瀉　促進胃腸的功能，並有健胃整腸、防止便秘、止下痢的功用。

(7)託毒合瘡　皮膚病、皮膚粗糙有效。

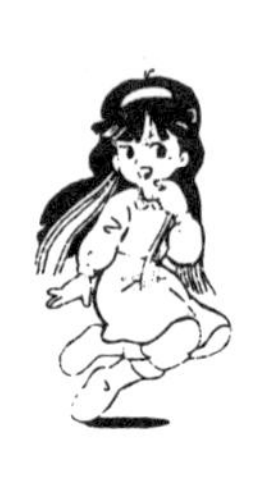

⑵甘 草

平 豆科

印度的靈藥

甘草是敘利亞、土耳其、西伯利亞南部、中國西部自生多年生草。生藥草是將中國甘草、烏拉爾甘草、西班牙甘草等的根加以乾燥而成。

甘草於四千年前，印度的聖哲們用來當作強壯藥、生命靈藥、美容藥等，並推薦給大眾，這在經典中也有記載。

在中國，甘草也被認為是萬能藥，『神農本草經』中記載，甘草乃不老不死之藥，可賦予老年人青春、活力的特效。一九二三年，曾從埃及的法老王圖坦卡門王的墳墓內挖出不少的甘草，現代醫學為解開甘草之謎，也正熱心地加以研究。

甘草有砂糖的五十倍甜，而且吃了不會發胖，最近被用來預防糖尿病及美容、減肥。

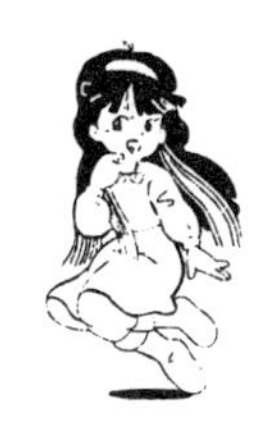

消解身體的毒素

甘草的主要成分具有解毒作用，可以防止人體受種種毒素的侵襲，並維護健康。同時甘草精可調節胃腸的功能、增進食慾，持續服用可增強體力，並有強壯強精效果。

日本貝原益軒所著『大和本草』、吉益東洞著的『藥徵』、小野蘭山著的『本草綱目經蒙』均記載「甘草可解百毒、調和諸藥」的功能。

甘草的主要成分，由二份葡糖醛酸及一不知名的酸組成的，

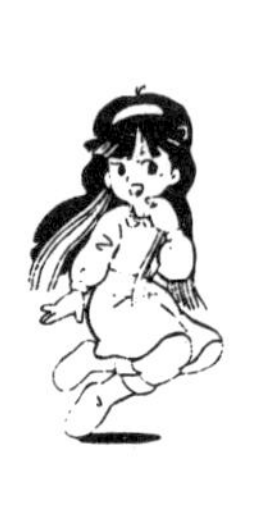

甘草一進入人體，葡糖醛酸便開始游離，進而做為解毒之用。

市面曾銷售的一種著名成藥，以有葡糖醛酸為宣傳詞在電視、報章雜誌上大肆宣傳，銷售量日日上升，但是據日本東京大學高橋晄正博士的分析，而發表說：「此種成藥的主要成分是合成的，進入人體後不會被活性化，當然也沒有解毒作用。」

報告被確認後，這種藥的銷售量便直線下降。然而，甘草內所含的葡糖醛酸是真正天然的，一進入人體便發揮解毒作用。

據實驗，尼古丁酸、硝酸士的寧、昇汞、鹽酸、白喉毒素、破傷風毒素等，甘草都能化解，並且將之排出體外。

『千金方』一書中記載著「甘草解毒的情況，宛如在雪地裏淋上熱開水」。

自古甘草不但被認為是萬能藥，對胃潰瘍更具有特效，並可降低膽固醇、鎮咳、解熱、降低血糖、抗白血病、制癌、抗生素等的作用。而且這些作用均被一一證明。

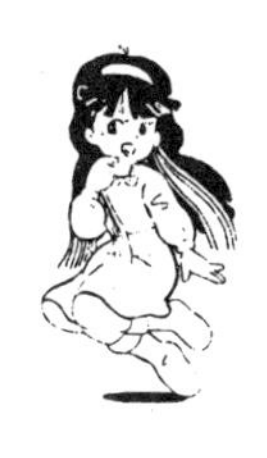

⑶淫羊藿

溫　小蘗科

淫羊藿學名 Epimedium grandiflorum C. Morr，分布於中國、日本及韓國。是自生於山野的多年生草本。淫羊藿是由莖生出三小枝，末端三片葉子，所以，又有「三枝九葉草」的別名。初夏開紅紫色或淡黃色的十朵美麗的花，它的形狀成錨狀。夏秋採全草（由根至葉），置放於陰涼處乾燥，切細後便是生藥淫羊藿。

淫羊藿的名稱由來，有如下的故事。

李時珍的『本草綱目』中記載，古時候中國四川的北部，有一個牧羊的人，他發現羊群中有一小群羊，性慾特別強，感到非常

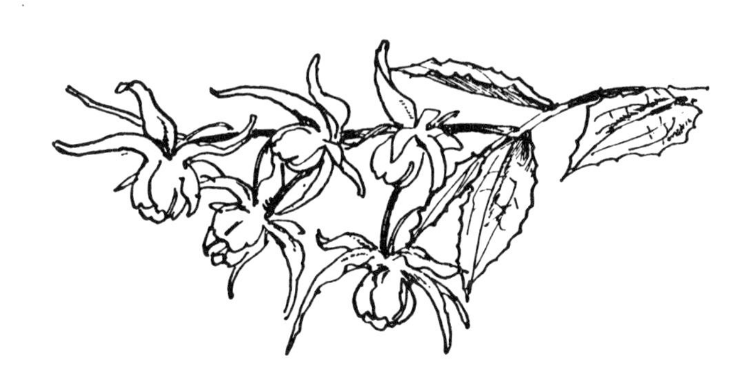

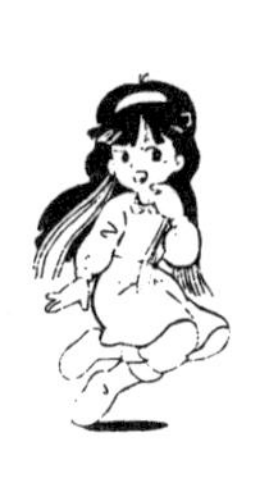

的不可思議，於是便仔細觀察。

結果他發現這一小群羊離群到別的山上吃某種草，回到羊圈中便興奮地追逐雌羊。牧羊人見此，也上山去採這種草吃，結果性慾也增強了，因此，便稱這種草為「淫羊藿」，做為強壯強精的回春藥，於是廣為流傳下來。

中國古代便以淫羊藿製的「仙靈啤酒」，做為強壯強精的貴重藥酒。藥書上記載「男子絕陽無子嗣、婦人絕陰無兒女、老人耄耋、中年健忘症、冷虛疲勞、筋肉痙攣、四肢無力、強化腰膝有效」。

它的成分包括黃酮醇配糖物、生物鹼二種，及其他尚未研究出的幾種成分，一般認為其效果是這幾種主要成分綜合所引起的。

藥效是強壯、強精、造血、回春、陰痿、神經強化等等，且具有即效性。『神農本草經』記載「可治陰痿絕陽、莖中之痛、利尿、氣力有益、意思堅強」。

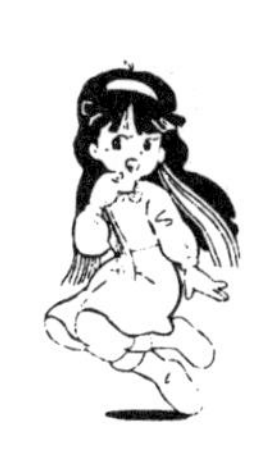

⑷天門冬

寒　百合科

天門冬學名 Asparagus lucidus Lindl，是百合科的多年生攀緣狀草本，主要生長在暖地的海濱砂地，是可以長至二公尺的蔓性草，並能捲住其他植物。此草有鱗狀葉子，夏天開白色或淡黃色的花，秋天結成紅色的小豆粒果實，與西餐裏的蘆筍屬於同系統的植物。

這種草的根很細，如同長條狀的甘薯，將皮剝開蒸過、曬乾，即是生藥天門冬。但是千萬別曬得太乾，只要半乾，軟軟地就可以。

天門冬在中國自古就被充為藥用，是著名的漢方生藥處方。其效果不激烈，較緩慢，但很確實，可以鎮咳、利尿、解熱，促進全身器官的健康有力。

『抱朴子』記「杜紫微服用此方能御八十妾，保一百四十歲之長壽，一日步行五十里。」

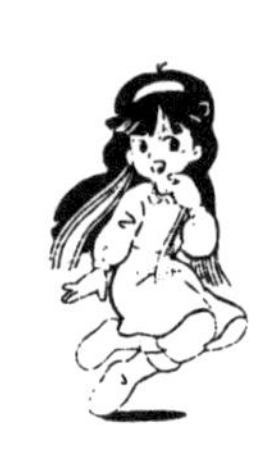

(5)五加皮

溫　五加科

五加皮學名 Araliaceae，原植物在中國、日本、亞洲東部山地，自古以來便自生。樹高二～三公尺的落葉樹，多半有刺，枝葉十分繁茂。

此樹雌雄異株，初夏枝頭開黃紫色小花，秋季則結黑色果實。剝開它的樹皮，並加以乾燥，就是生藥五加皮。根皮外側是黃褐色，內面是白色的，具特有的香味。

中國的單味五加皮酒大約有千年歷史，現在仍有許多愛飲者將它當作強精藥酒。

藥效是補血、鎮痛、防止精力減退、強壯、回春、強化筋骨、強化神經、健胃、整腸、解熱等效果。

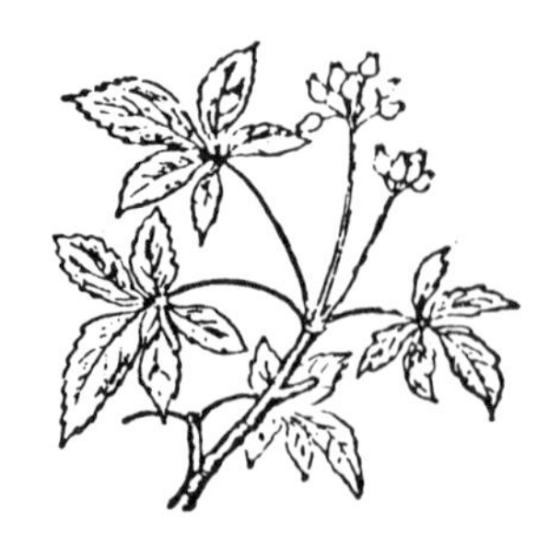

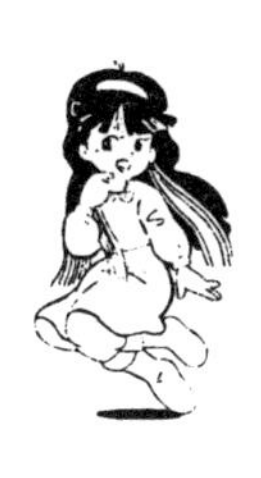

⑹何首烏

溫　蓼科

何首烏學名 Polygonum multiflorum Thunb，味苦，是多年生草本，原產於中國，後來也傳至日本。秋季心形的葉腋上會開小白花。

生藥何首烏乃採其根塊加以洗淨，用蒸氣蒸過，再乾燥之，大的有小孩的頭大，小的有馬鈴薯大小。外部是紅褐色，內部是暗紅色，搗碎成為米粒大小即成。

古時候中國有位姓何的國王，服用這種生藥後，白髮又變為黑髮，稱何公之首，也就是說頭髮變成烏黑色，所以稱為何首烏。這就是何首烏名稱的由來。

日本則在江戶時代開始廣泛用於回春及保健、強壯等。第八代將軍吉宗，令部下自中國取回幼苗，在全國普遍種植，如今已很普遍。

『開賓』記載「能止心痛、增血氣、使頭髮或鬚髭變黑，皮膚光滑，久服可強筋骨、養精髓、延天年、不衰老。」

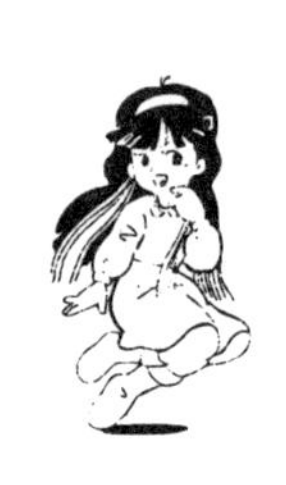

⑺女貞

平木椑科

女貞學名 Ligustrum lucidum Ait，又名蠟樹、女楨等，是原產於中國長江以南的常綠喬木，有時栽植用為庭木或生籬。夏天開小花，秋天結橢圓的果實，成熟的果實是紫黑色，將果實加以乾燥，即是生藥女貞。

『神農本草經』、『山海經』中記載「補身、安五臟、養精神、除百病，久服健康，延年不老。」自古即是保健、強壯的良藥。

現在醫學上研究分析結果，發覺其果肉成分並無藥效，必須使用種子才有效果，李時珍在『山海經』中載「服用後不到十月，臂力倍增，老人晚上不必起來如廁，白髮變黑髮、強足腰、增精力。」

據說第二次世界大戰中，咖啡缺乏時，有人採女貞子搗碎做為咖啡豆代用，但是收不到預期的效果，不過，直到今天仍有許多愛用者仍在繼續服用。

其藥效是強壯、補精、失眠、食慾不振、無氣力、健胃整腸，均有效用。

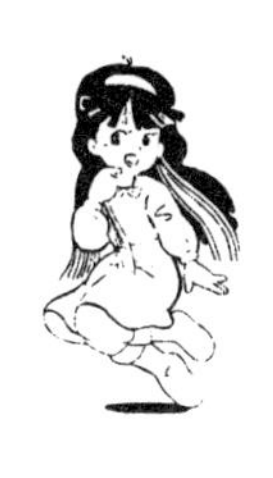

⑻黃精　平　百合科

黃精學名 Polygonatum falcatum A. Gray，是各地山中或原野所自生的多年生草本。

地下長肥厚的根莖，稍扁平，許多節靠在一起，成為鍊球形狀，莖圓柱形，高約一公尺，葉無柄，互生二列，狹針形，初夏開淡綠色小花。將根莖洗淨、曬乾，即是生藥黃精。

中國製的黃精又稱萎蕤、菀竹、鹿竹等。

『神農本草經』中記載「對於中風、暴熱、扭筋有效，久服可消除臉

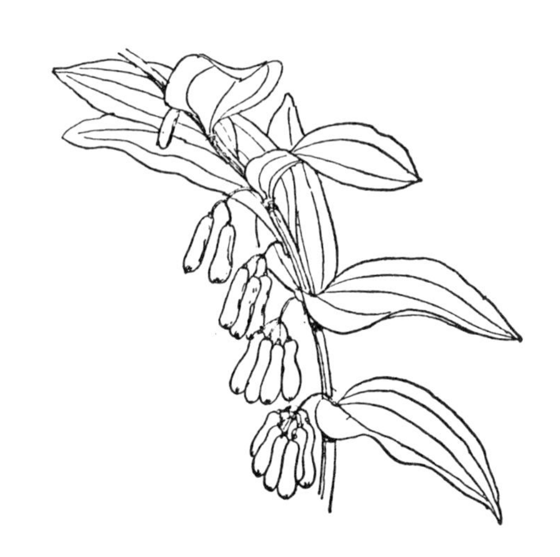

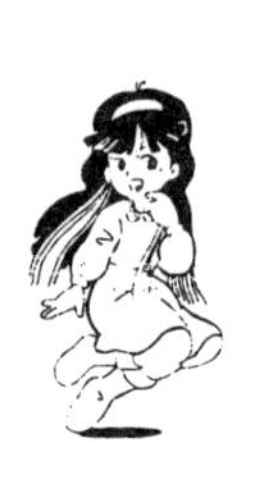

部黑斑，健康不老。」

明朝李時珍所著『本草綱目』記載「補中、益氣、除風濕、安五臟，久服身強，肌肉結實，體力倍增，延天壽、不衰老，白髮復黑，脫落之牙齒再生。」『聖惠方』中記載「服用黃精之根莖，不經一年，老人也可變少年。」

日本江戶時代中期，黃精也曾以強精劑而轟動一時。一位著名的詩人「一茶」最為愛用。在他的日記中曾介紹黃精，說他在五十二歲～六十五歲死之前，曾使三個妻子生了五個孩子。

黃精乃中藥之中藥效最為溫和者，所以需長期服用，才能見效。

藥效是強壯、強精、病後虛弱者體力的恢復，長用可除臉上之黑斑，並使臉色紅潤。

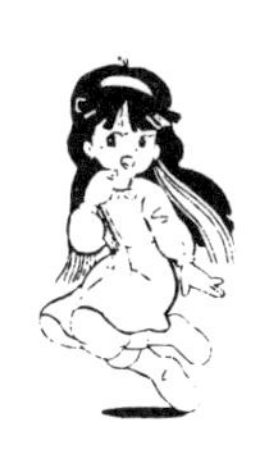

(9)枸 杞

平　茄科

枸杞學名 Lycium Chinensis Miller，為治肝腎虛之要藥，是自生的落葉樹，莖高二公尺左右，葉呈長橢圓形，數葉集成一枝。花為紫色五瓣，自初夏開至秋天，但在暖地可開一整年，花謝後會長二公分粗、一公分厚的紅果實。

自古枸杞便被一般庶民所使用，嫩芽可以摘起來，和芝麻一起煮食；也可放在飯中，做成枸杞飯。將在陰處乾燥的葉子焙烤，使成枸杞茶；果實可乾燥，成為生藥枸杞子；其根的皮稱為地骨皮，也被用為漢方生藥。

被認為是萬能藥的枸杞，在『陸材詩疏』及劉松石所著『保壽堂經驗方』中，有做為不老長壽藥的處方。例如書上載有「老人服之，壽百餘，行走如飛，白髮復黑，脫落的牙齒又長，性能力強健。此藥性平，常服用可驅除邪熱、眼明、身健。」如此讚美其效果。

此外，此藥解熱利尿，對流淚等肝腎虛火上炎的目疾，目赤腫痛、久視昏暗、迎風解毒、強化微血管作用也有顯著的成效。

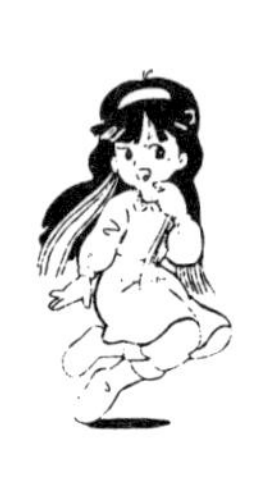

⑽麥門冬

寒　百合科

麥門冬學名 Liriope Spicata Lour，別名麥冬，是野生在山林之中的岩石陰濕處，也可種於院子邊緣，也可種於路旁，是多年生草本。

根稍粗，分枝多，由短根莖長出多數鬚根，鬚根上長滿了肥厚的紡錘形小塊根，葉叢生、狀細長、寬二～三公分，長十～三十公分，深綠色。

生藥麥門冬是採用球狀肥大的根，充分洗淨後，拔去細又硬的心，然後在日光下曬乾。

『神農本草經』中記載「對心臟、鬱氣、傷中、胃絡脈絕、短氣等有效，久服可延壽、防肌。」又記載「肺熱、補心氣之不足、血液妄行、經水乾、及乳汁不足有效。」

效果是滋養強壯、潤肺止咳、去痰、強心、利尿解熱、抗炎症等，此外也可做為精神安定劑。

對於病後之身體恢復，據說特別有效。

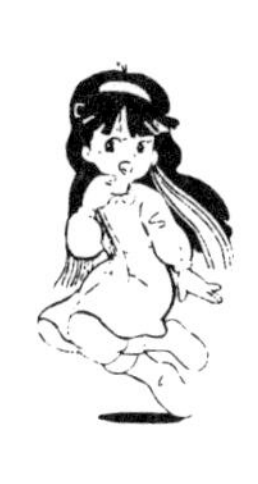

⑾山茱萸

溫　山茱萸科

山茱萸學名 Cornus officinalis Sieb. et Zuee，產於中國浙江省及韓國中部，多半作為藥用或觀賞用，被大量栽培。

高度可達四公尺的落葉小喬木。早春發芽前，小枝頭先開扇形花，呈黃金色的小花，秋天結果，果實是一～二公分的紅色果核，將成熟果實的內部硬核取掉，乾燥後即是生藥山茱萸。

『藥性本草』中記載「補腎氣、興陽道、堅陰莖、添精髓、防老人尿不節止、治面上之瘡、促進排汗、並治月經失調。」別錄也具體記載「可治腸胃之風邪、寒熱、疝癖、頭風、傷風、鼻塞、目黃、耳聾、面皰、降火、出汗，小便不正常；久服可使目明，力強，並延天年。」

藥效是滋養強壯、恢復疲勞、增進食慾、補精、通便、解熱、盜汗、頻尿等有效果。

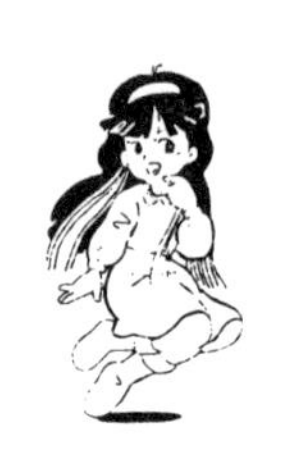

⑿黃耆

微溫　豆科

黃耆學名 Astragalus membrane-aceus，紫雲英屬。味屬甘，為補氣要藥，自古便為中國人所採用，產地在中國北部，四川、河北、山西、江西各省均有分佈，但種類都不太一樣。韓國及日本也產，但種類不相同，不過，均屬多年生的豆科草，高度約一・五公尺左右，將根洗淨，乾燥後即是生藥黃耆。

藥效以強壯強精為主，並可促進心臟功能，恢復疲勢、降低血壓、抑制出汗，有利尿作用，其中降低血壓十分有效。

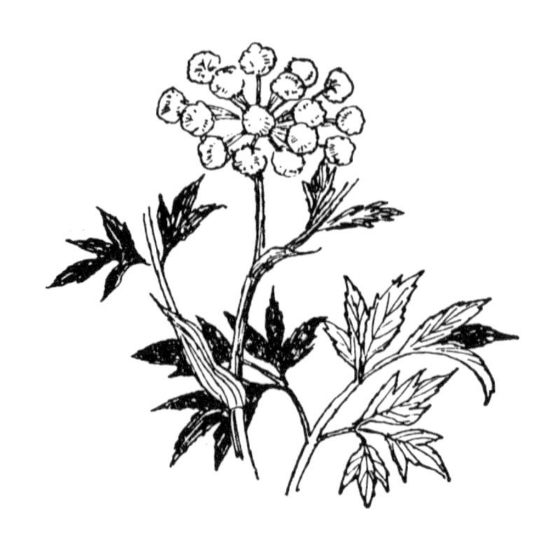

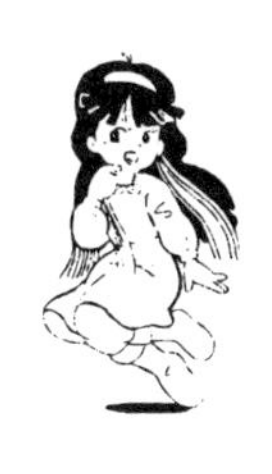

(13) 丁　字

溫　姚金孃科

丁字的學名 Syzygium aromaticum，味辛，又名丁香，原產於摩鹿加群島、爪哇、蘇門答臘等地，馬達加斯加、西印度群島栽培的高達十公尺，常綠喬木，葉質硬有光澤，樹齡六年便開花。花呈筒形，花蕊先是白色，漸變綠而鮮紅。花瓣在開花時掉落，雄蕊變為花狀，芳香濃烈。採用開花前的花蕊加以曬乾，便是生藥丁字。自古即是著名的香料，中國在漢朝以後，歐洲自埃及時代即著名。

荷蘭、英國等國，在熱帶殖民地訂立大規模生產計劃，積極從事生產。

藥效是增進食慾、健胃、補腎、治陰痛、腹痛興奮，並可除藥酒的異臭，使易於飲用。

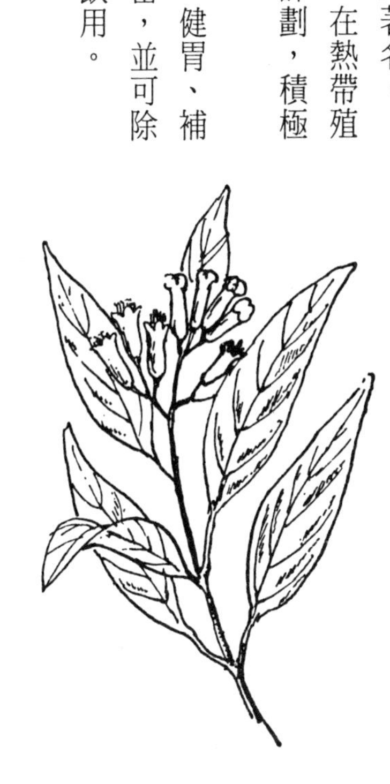

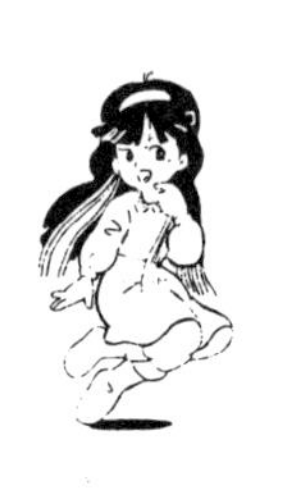

⒁木天蓼

溫　獼猴桃科

木天蓼學名 Actinidia Polygama Maxim，分佈東亞的山野，是自生的蔓性落葉藤本。日本有一傳說，謂疲勞的人吃了可以繼續旅程，因此又稱「又旅」。

長度約十公尺左右，可纏繞其他植物，初夏開花，似梅花又美又香，開花後會成為砲彈般尖頭狀、四公分長的果實，秋色成熟為黃色。

果實之中，有一種小小的昆蟲寄生於木天蓼上，叫做木天蓼牙蟲，結果造成果實上凸凹不平的瘤狀，把這些有瘤狀的果實收集在一起，澆熱水再加以乾燥，即是生藥木天蓼。

藥效是強壯、強精、增進精力、回春、風濕、治神經痛，恢復疲勞，利尿、安眠、強心等。

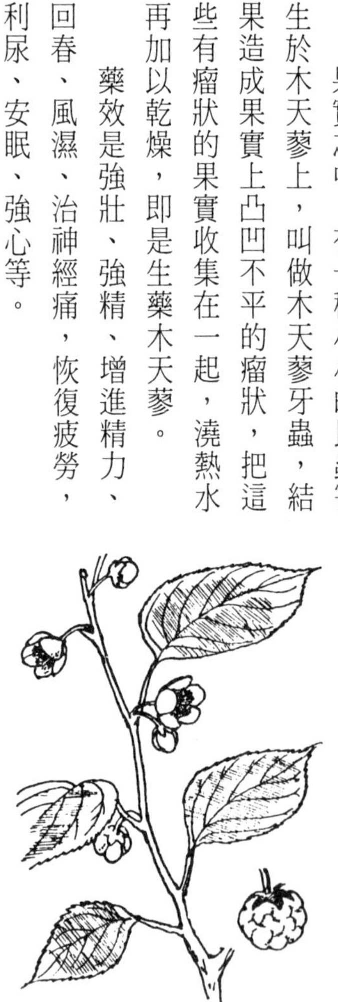

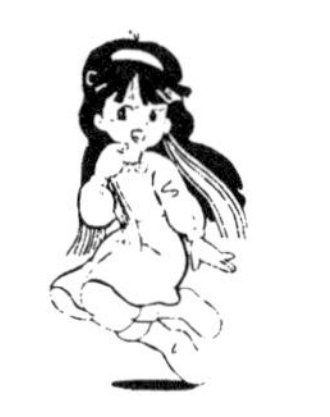

⒂杜　仲

溫　大戟科

杜仲學名 Eucommia ulmoides，又名木綿、思仲、思仙，味辛甘。中國的四川、湖北地方自生的落葉喬木，但是，現在自生的較少，多半為栽培的。

春、夏剝開樹皮，除去外表的粗皮後，曬乾內皮，便是生藥杜仲。自『神農本草經』起，杜仲便被漢方處方所廣泛使用。如果折斷樹皮會流出橡膠狀的黏液者，才是良質的。

除廣泛用為強壯強精藥之外，也做為高血壓症降低血壓用，對腰痛、關節痛也有效，同時也可用為鎮靜劑。

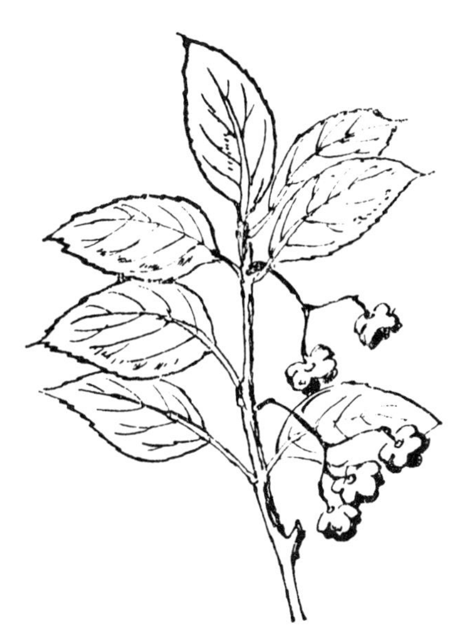

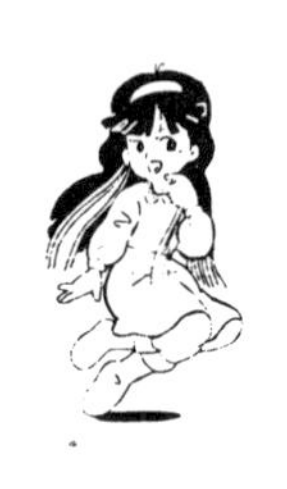

⒃山藥

平　薯蕷科

山藥又名薯蕷，味甘，是日本的特產，陽明山生產的也很有名。蔓性多年生草，多半山野自生，栽培的也不少，栽培的稱為長芋，自生的叫做自然薯，其他同類的，尚有大和芋、伊勢芋、大黑芋等等。

將這些芋頭的塊根的皮剝開，浸入石灰中，乾燥，稱為薯芋或山藥，無味無臭。

藥效在『神農本草經』內有很高的評價，也記載得很詳細，可滋養強壯、恢復體力，促進性荷爾蒙，並且能調整胃腸機能，為有名漢方「八味丸」的主要成分。

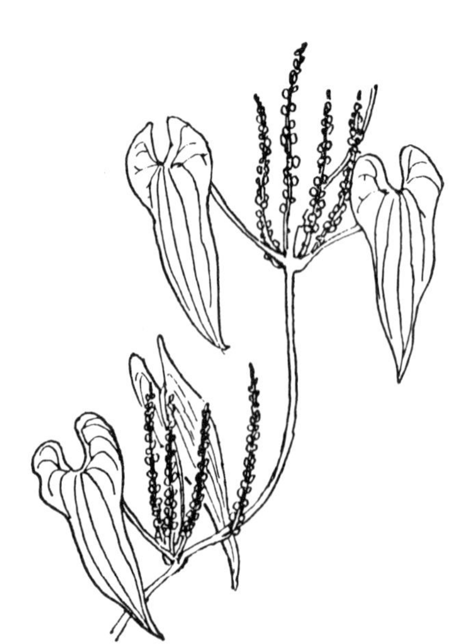

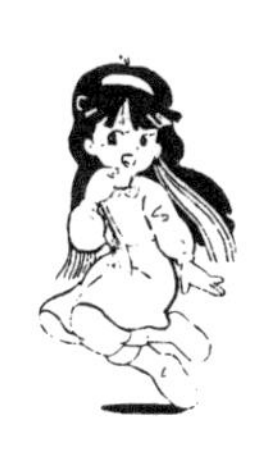

⒄大　棗

溫　　鼠李科

大棗性溫，分佈於歐洲東南部及亞洲地區，是落葉小喬木，初夏開小花，果實是長橢圓球形狀，紅熟的果肉厚，核仁小。

日本產的生藥大棗是小粒的，不能使用，所以，用中國的或歐洲的。約四公分的大型果實，以日光曬乾，完成後變為黑紫色，酸味極強。

韓國產的藥效比較好，尖端肉質極厚。

藥效是強壯、鎮咳、利尿、鎮定神經、內臟衰弱、消除疲勞、失眠、防止老化。並能協劑百藥。

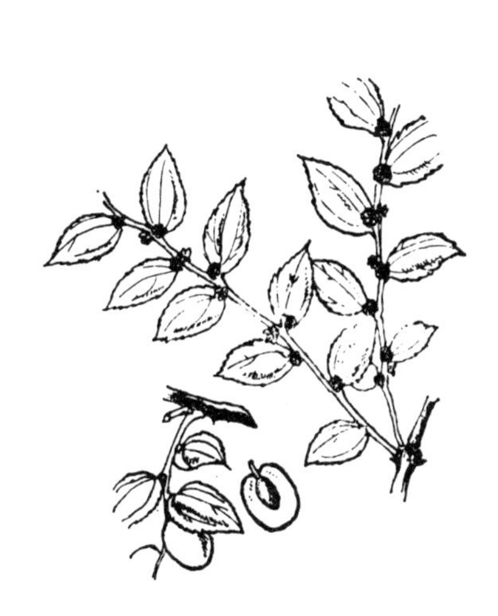

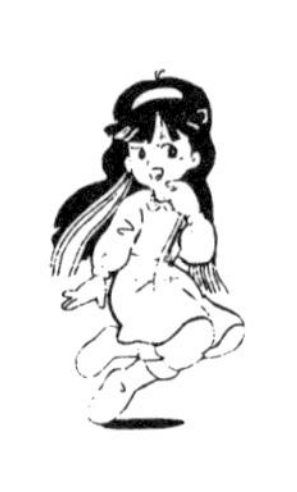

⒅菟絲子

平

施花科

學名Cuscuta chinensis Lam，分佈於中國、日本、韓國，是一年生的寄生性草本。會纏住其他植物，莖下部枯萎後，可用吸盤由這植物身上攝取營養，生藥菟絲子是這種草的種子，是一～一・五公分的小果實。

中國產的稱為「金鐙藤」、「毛芽藤」，日本野生的稱為「日本菟絲子」。

『別錄』記載「養肌、強陰、堅筋骨、莖中冷虛、洩精、排尿後有餘滴、口苦、燥渴、寒血癪病等特效，久服眼明、身輕、延天年。」

藥效是滋養、強精、強壯、恢復身心疲勞，防止老化、陰痿、遺精、腰痛、虛冷等也有效。

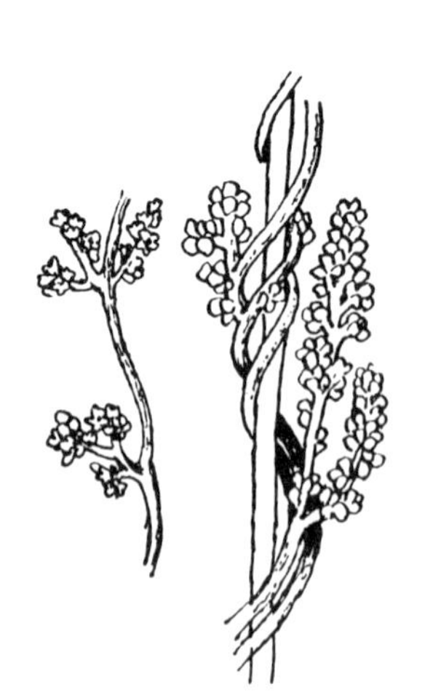

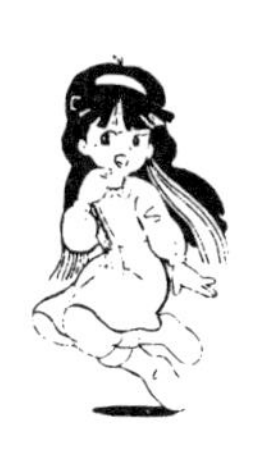

⒆地　黃

寒　玄參科

地黃學名 Rehmannia glutinosa Libosch，又名胡面莽、婆婆奶。中國原產的多年生草本，全株密被白毛，莖約三十公分，尖端開紅紫色的美麗筒形花。生藥地黃是用其根，依使用方法而分為三種。

將挖起來的又埋於沙中保存，種生地黃，外面呈黃紅色。挖起來後，冬天曬乾的稱乾地黃，外面呈灰白或灰褐色。將生地黃蒸熱，乾燥，便叫熱地黃，外面呈紫黑色，而且很柔軟。

地黃用為藥已有很久的歷史，『大明』記載「地黃可治心膽之氣、加強筋骨、鎮定精神、鎮驚、恢復疲勞、心臟或肺病之吐血、月經不順之暈眩。」

地黃的藥效為，強化虛弱體質，能補血、清血，防吐血、流鼻血、子宮出血等。

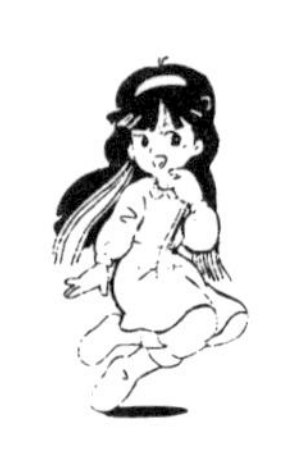

⒇五味子

溫　　木蘭科

五味子味酸，產於韓國、中國黑龍江地區、庫頁島、日本中部以北山地自生，會纏住其他植物，屬落葉蔓木。雌雄異株，六月左右開黃白色鐘形花，秋天結紅色葡萄狀漿果。將成熟的果實乾燥，即成生藥五味子。因為果實有酸、甜、辛、苦、溫等味道，所以稱五味子。

『震亨』記載「五味子對收斂肺氣很有效」。『抱朴子』也記載「淮南公服用五味子十五年，面色如玉，入水身體不濕，入火身體不灼。」

藥效是強壯、強精、滋養、回春、鎮咳、頭痛、肺虛、生津止渴、暈眩、失眠、腦神經疾病等。

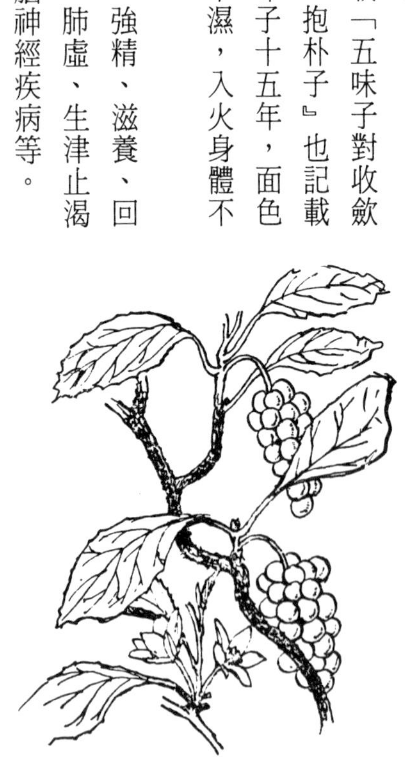

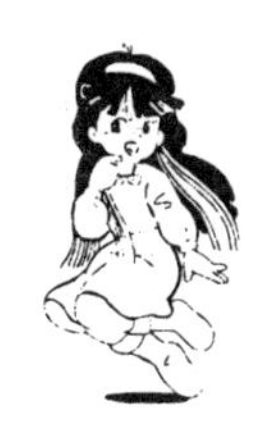

(21)蘿摩子

溫　蘿摩科

學名 Asclepiadaceae，分佈於中國、韓國、日本的多年生蔓性灌木、草本，地下莖於地中橫走，葉子是長心臟形，葉尖長五～十公分。寬三～六公分，果實是褐色的扁平橢圓形。葉子乾燥後可做藥用。

中國古時即以強壯藥著名，古藥書中亦記載「離家千里不能吃蘿摩、枸杞，因為這二種藥會補益精氣，強精陰道，容易做錯事。」

其成分未解，藥效是強壯強精、回春，是媚藥中具特效者。

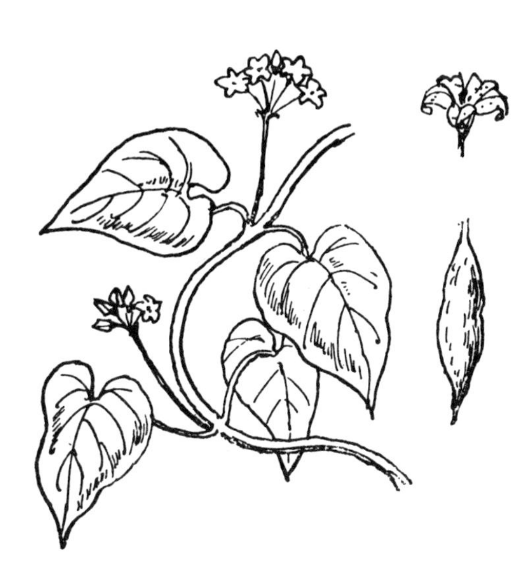

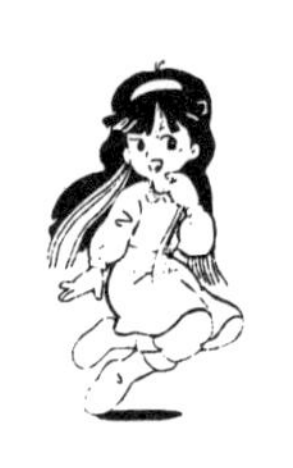

(22)蔓荊子

微寒　馬鞭草科

蔓荊子學名 Vitex rotundifolia L.F.，又名海埔姜，是東南亞、日本、澳洲等海岸自生的小灌木，莖橫走於砂中，向下生根，枝方形或斜上，高約〇・五公尺。夏天在尖端長穗狀的紫白色唇形花，開花後長球形的果實，乾燥後即是生藥蔓荊子。

效果是強壯強精、身心明快、強化筋肉，解熱等有卓效。

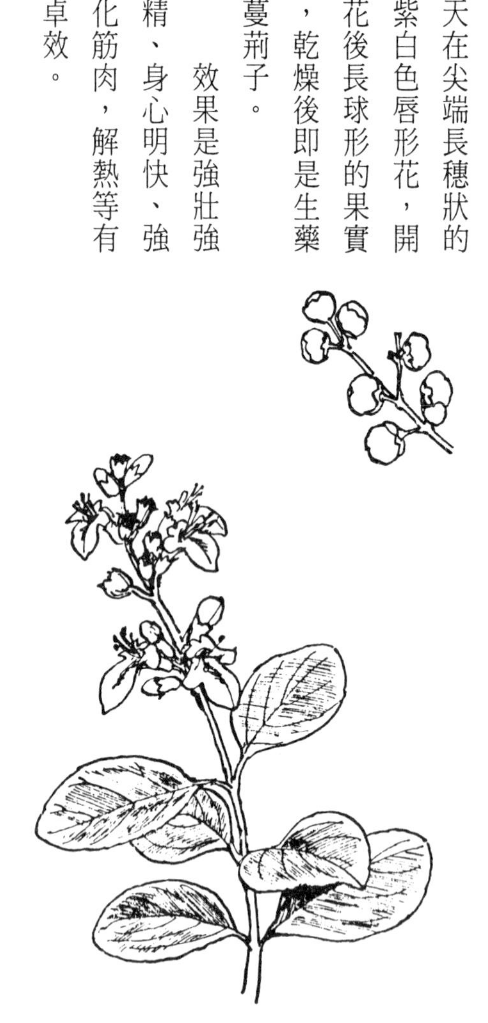

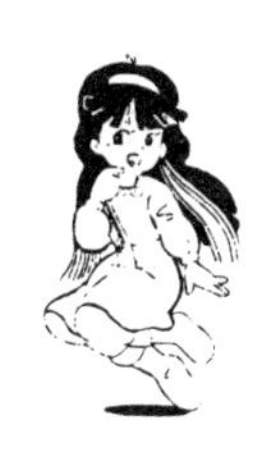

⑵地膚子

寒　藜科

學名 Kochia scoparia Schrad，又名地掃草。原產於中國、歐洲，是在田裏栽培或普遍種於庭院的一年生草本，自古『萬葉集』中就有記載。

生藥地膚子是將綠褐色的扁平小果實曬乾。『神農本草經』記載「能治膀胱之熱、利尿、補中、益精氣，久服耳聰目明，身輕不老。」

同時，『藥性本草』中記載「治陰瘻而不起，補氣益力。」『本經』記載「能治膀胱之熱、利尿、補中、益精氣，久服耳聰目明，身輕，防衰老。」

自古以來被用於強壯強精、回春、利尿、陽痿等治療特效藥。

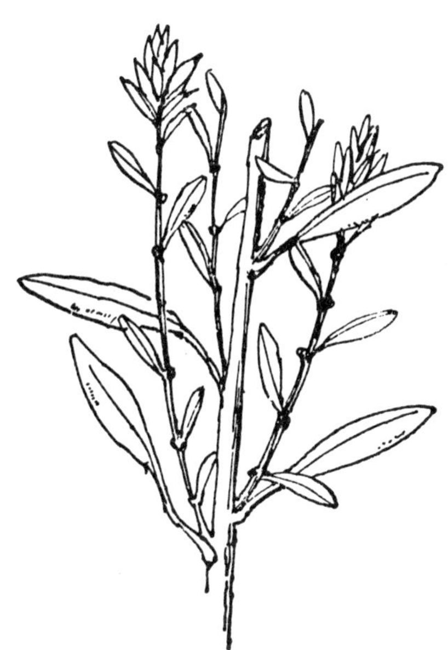

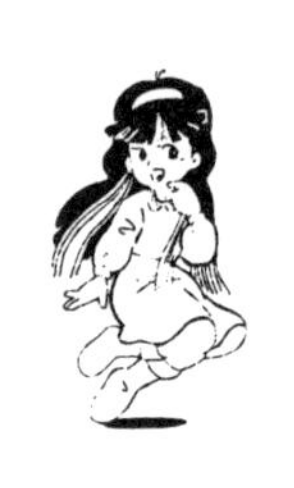

⑵4石斛

寒　蘚蘭科

學名Dendrobium moniliforme Lindl，原產於中國，暖地林中的岩石或樹木，自老莖節開二、三朵花，花色有白色及淡黃色，花甚美，普受激賞。

生藥石斛在開花之前，將根、莖、葉、花全部乾燥、切碎。

『神農本草經』記載「長期服用全草，可以除去傷中、痲痺降氣、補五臟之虛勞、補羸弱、強陰、益精、久服使腸胃厚。」

效果是強壯、增進精力、消除性神經衰弱、治盜汗、健胃整腸，具媚藥功用。

此外，中國是用來做為美聲藥，被認為是次於人參的高貴藥材。

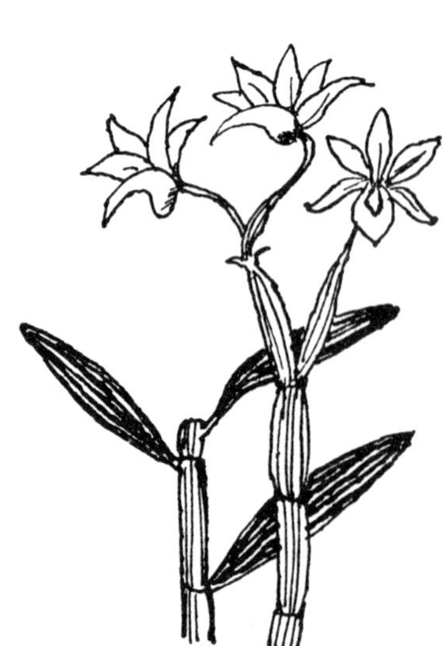

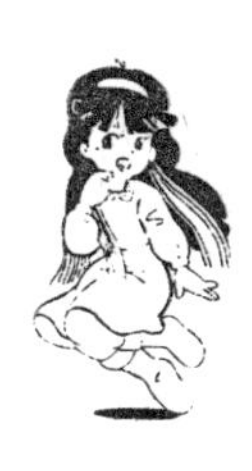

㉕柏子仁

平
松杉科

中國東北部和韓國原產的側柏，是高達二十公尺的常綠喬木，枝條下垂。葉子與槐木相似，春天開單性花，果實是卵型，尖端彎曲。日本廣泛栽培於庭院，種子即是生藥柏子仁。

柏子仁呈銳卵形，長三～五公分左右，是黃白色的小粒狀，軟軟的，有油味。

日本也是自古就栽培為藥用，當作寶貴的藥品，平安時代（九二二年）的『延喜式』之典藥寮記載「但馬之國獻上柏子仁一斗來」。

『本經』記載「柏實對於抑制驚悸氣、除風濕、安五臟有效，久服後人會潤澤，膚色美，耳聰目明，不疲倦，並可延天年。」

對滋養強壯、增強精力，強化虛弱的體質、鎮咳、止血等有卓效。

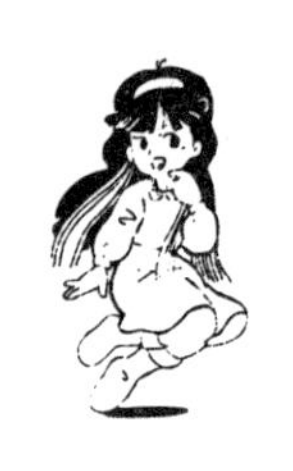

⑵酸棗仁

平　鼠李科

學名 Zizyphus jujube Mill，分佈在歐洲東南及亞洲，屬落葉小喬木或灌木。初夏開淡綠色的小型花，果實軟軟的，呈圓形，長六～九公分，寬四～六公分，外面是褐色或紅褐色，果肉比棗子的薄，而且核很大，故不能像一般棗子般做為水果，再加上酸味極強；酸棗仁即是味道酸的棗子。核硬，敲開後內有扁平的圓形種子，種子即是生藥酸棗仁。

其效果是當作神經強壯藥，催眠藥，對於神經系失眠、愛睡覺均有卓效。

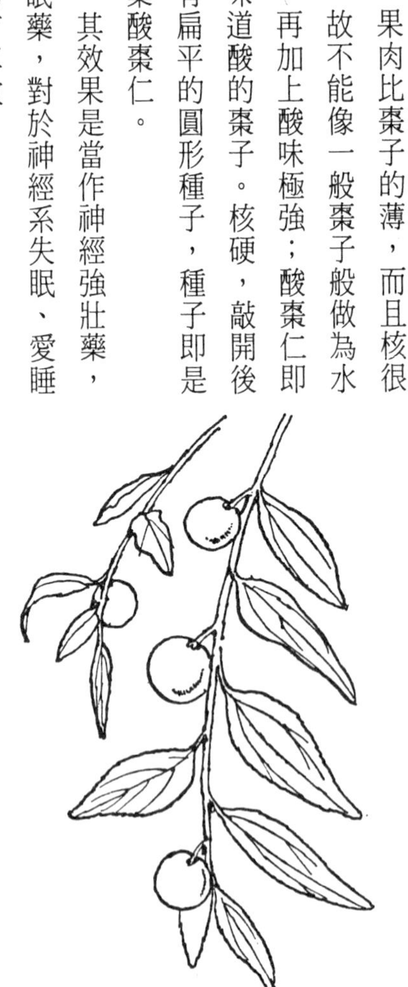

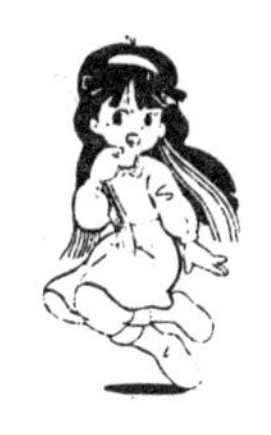

⑵7龍眼肉

溫　無患子科

學名 Euphoria longana Lam，中國南部的福建、廣東、廣西、四川各省的原產，台灣、印度等地栽培為果樹的植物，屬常綠喬木。其果實為直徑約三公分的球狀，表面有細細的突起，內部有一個種子，果實種龍眼、桂圓，乾燥的稱為龍眼乾、福眼、千龍眼、福殼，乾燥的果肉稱為龍眼肉、福圓肉。

效果是穩定精神、防止心悸亢進、失眠。為滋養的妙品，服食宜久蒸飲其濃汁。容易勞神健忘者宜常服食。

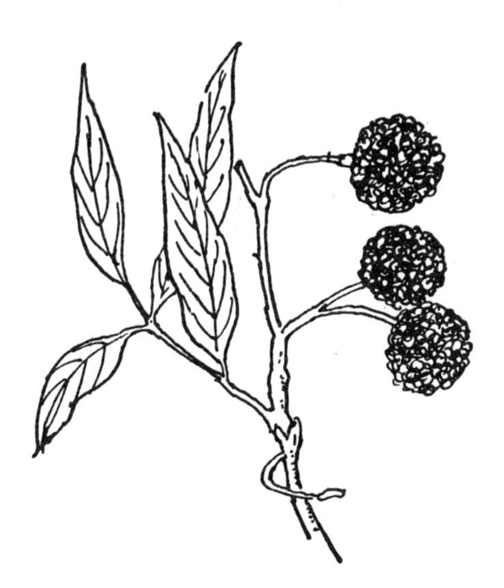

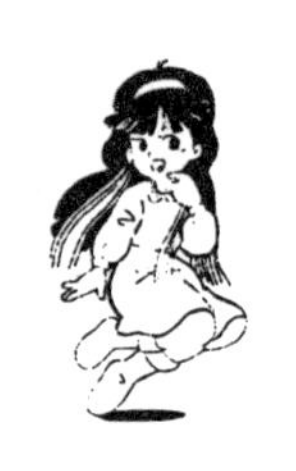

⑵8施　花

平　施花科

分佈於中國、日本、朝鮮等的多年生蔓性草本，以白色的根莖繁殖。葉濶、深綠色，與牽牛花葉極為相似，呈窄長形。花有白、黃、紫色，果實是四分果。

生藥施花，是將全草切碎，放在陰涼處曬乾，葉子會掉落。

效果是恢復疲勞、強壯強精，並可治糖尿病、陽痿及女性的冷感等。

『別錄』記載「全草利尿，久服身輕，加強筋骨，治癒金瘡。」

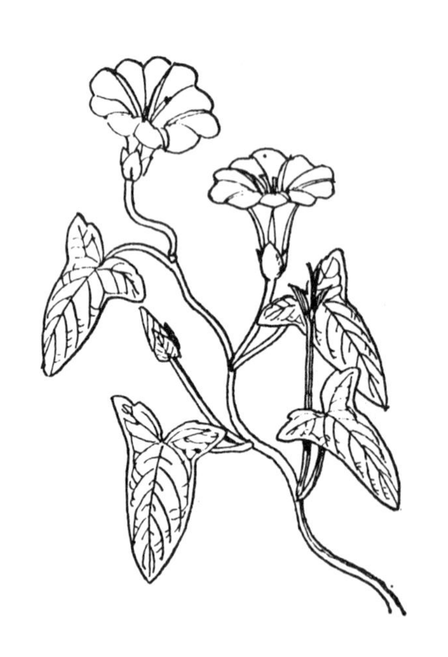

⑵⑼肉蓯蓉

溫

列當科

肉蓯蓉學名Boschniakia glabra C.A. Mey，多年生寄生草本，味甘酸鹹，分布中國及俄羅斯等地，在日本本州中部以北的高山低木帶樹根下寄生，莖是圓柱形直立的，被鱗狀的黃褐色葉子包起來，如松茸般向上伸直，高十五～三十公分，根莖是塊狀，莖圓柱形，黃色，肉質軟，夏天莖的頂端開紫褐色的小花，秋天結紅色圓果實。

生藥肉蓯蓉是將開花中的全草採下來曬乾而成。

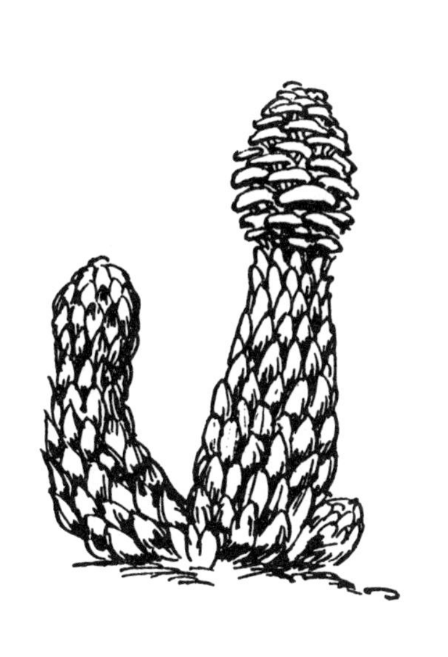

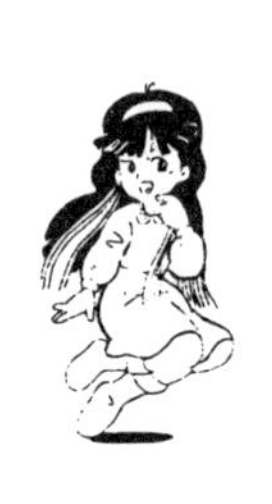

中國的藥典『本草綱目』記載此種植物是多年野生，由於野生的馬集合於雁門，落下精液，就在該處長出肉蓯蓉。這藥可消除身體疲勞，成為內臟的營養分，促進男女的性能力，延天壽，使身輕；男子久服，生殖力倍增，婦女服之，可治不孕。這雖是誇張的說法，但是，自古以來即被廣泛用於強壯強精藥確是屬實。

為充實氣力、恢復性慾、防止遺精的妙藥。

富士三藥之一，「御肉樣」的強精藥即是此種，自古被珍視為不老不死的靈藥，可以補精，效用並非峻烈，而是緩慢地與體力調和，以達到強壯強精的效果，因此才稱為蓯蓉。

『別錄』中記載：「益髓、使面色紅潤、延天壽、補陽、御女之數倍增」，楊貴妃亦愛服用此藥。

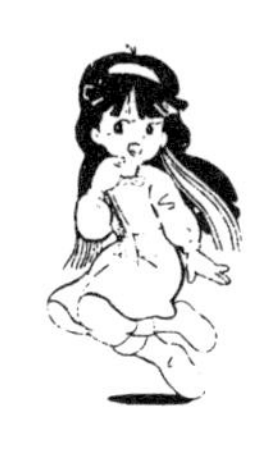

⑶⓪川芎

溫　繖形科

原產中國，因四川省所產的芎藭最有名，故名川芎。日本以北海道、奈良為主要栽培區，屬多年生草本，但日本的不結果。

這是自古就被重視的漢藥，需要量很多，現在韓國也有生產。

生藥川芎是將根莖用熱水燙後，再使之乾燥，其根是不規則的塊狀，呈結節狀，味道與鴨兒芹相似，微苦。

含川芎的精油可適度的刺激血管運動中樞，可以使人興奮。『本經』記載，川芎可用於婦女血閉不振症。

效果是溫性的補血、強壯強精、淨血、鎮靜、鎮痛，對貧血、冷虛、婦女月經不順等有卓效。

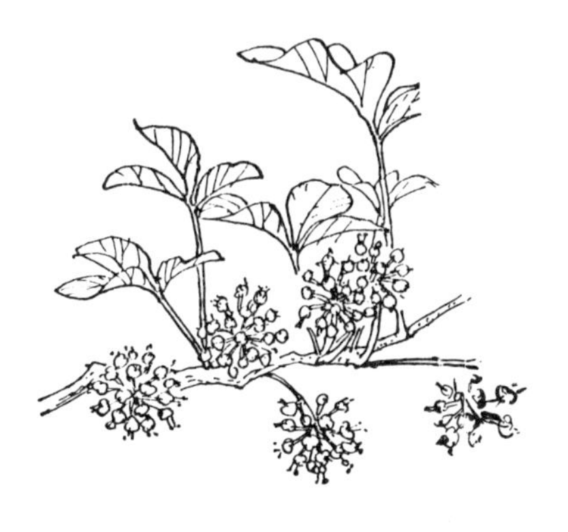

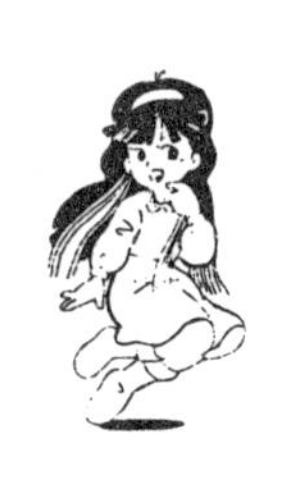

⑶1紅藍花

溫 菊花科

原產於埃及，後自中東移入近東，紀元前一〇〇年左右，前漢張騫由西域帶回來。

『本草綱目』記載這種花的色素可作胭紅，所以叫做紅花。

紅花是一公尺左右的二年生草本，花型很像蒲公，葉似薊，夏天開黃紅色狀花，採集這種花曬乾，即是生藥紅藍花。

古代屏風所畫的美女，多半是採紅花來修飾面頰及雙唇。

『金匱要略』中記載，用酒煎紅藍花可以治療六十二種婦女病。

在中國，紅藍花的用途很廣，所以，將這種花做成寬二～三公分，長五～六公分的硬格狀，稱為板紅花來使用。

對產前產後冷虛症、高血壓、補血及降低膽固醇等有特效。

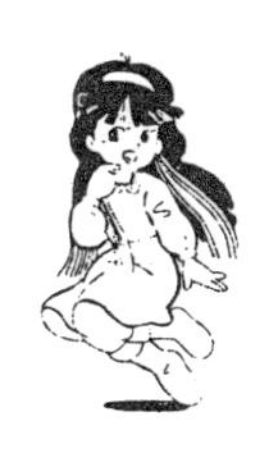

⑶當歸

溫　繖形科

當歸學名 Angelica sinensis Diels，又名乾歸、山蘄。多年生草本，味甘苦辛，喜歡多岩石地方，根是大形的主根，再分出許多支根，莖約可長至一公尺，葉子如芹菜，夏秋之間開白花，花與葉相似，全草具有香味，很遠處便可聞到它的香味。

中國各地皆有自生，但是由於所需太多，需大力栽培。冬天挖出根來洗淨，浸水一個晚上，再曬乾，即是生藥當歸。

有強壯效果，可消除疲勞，對產前產後保健、鎮靜、補血，其他婦女病皆有卓效，同時可以增進食慾，改善體質。

古方說明，治療婦女產後惡血上衝，沒有比當歸更好的，因此，也有人稱此藥「補充婦女一切之不足」，是婦女專用良藥。

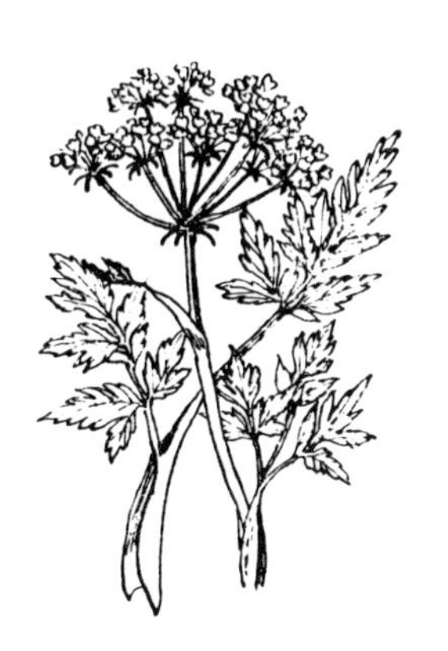

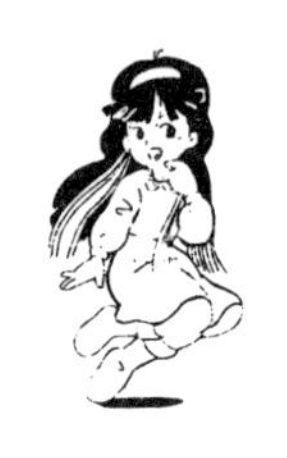

⑶蕃紅花

平　鳶尾科

是歐洲南部的原產，為多年生草本，大量栽培做為觀賞及藥用。

做為藥用的蕃紅花部分是花的三岐雌蕊柱頭部分，將雌蕊頭摘掉，以溫度五五～六十度來乾燥。此花極為芳香，顏色鮮紅。

由於蕃紅花是用它的柱頭部分，所以量少價高。

藥效是治療不散心鬱、氣悶、鎮靜，及通經等種種婦女病專用藥。

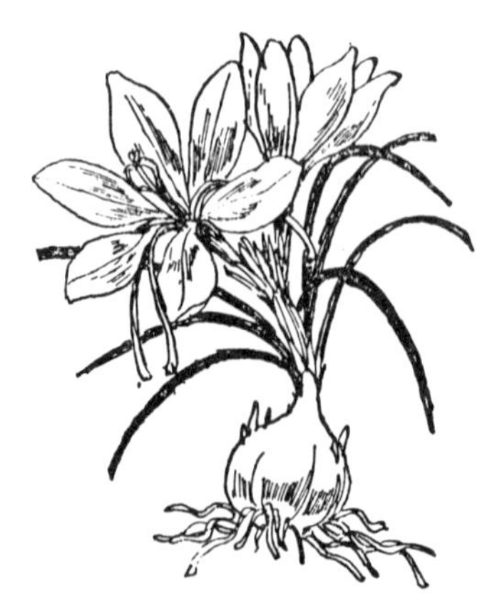

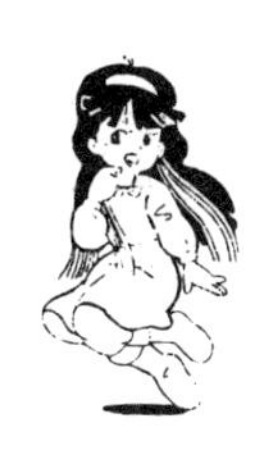

⑶4)益母

寒　唇形科

生於中國、韓國、日本的自生越年草本，近來美國本土也進口栽培。

草高一公尺，從直立的莖向四方分枝，自夏至秋開淡紅色花，結成黑色的小果實。趁花開未枯前，由根部剝掉莖、葉、花等，加以洗淨、切碎曬乾，即是生藥益母，有漢藥的特有氣味，而且含苦味。

中國古時益母便普遍為婦女用藥，近來美國也對生藥藥效有了很高的評價，稱為母親之草而加以利用。

又名茺蔚子，中國的醫書有明確的記載「能使目明、益精、除水氣、治風、解熱、血氣順。調女人經脈、白帶、產後、胎前諸病有效，久服可使不孕者懷孕。」

做為女性保健藥，產前產後淨血、止血、孕吐、月經失調，歇斯底里等症均有卓效。

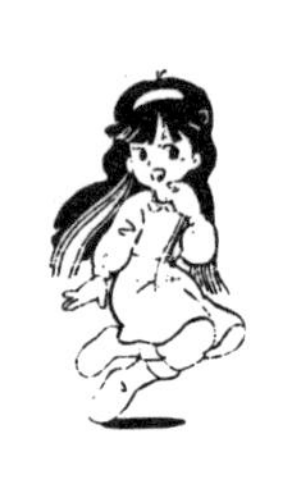

(35)蓮子

平　睡蓮科

蓮的種子，橢圓形。蓮子又是憐子的諧聲隱語。蓮肉味甘，富多種營養。普遍生長在亞洲各地的池塘、沼地，是多年生草本。

蓮子做為食用及藥用已有許久的歷史，據說日本也很早就用了，北海道第三紀層曾挖出蓮化石。

發祥地是佛教的發源地印度，古時即傳至中國，再由中國傳入日本。

一般是將蓮藕做為食用，其實，就連果實、花托、葉子皆可食用。晚秋將含花托的果實取出，除去表皮，將種子蒸過、曬乾，即是生藥蓮子，帶皮者稱蓮實，可做為食用及藥用。

效果是滋養、強化、強精，對胃腸炎、神經衰弱、陽痿等的治療有特效。

『本經』記載：「久服可使身輕、不老、延天年。」

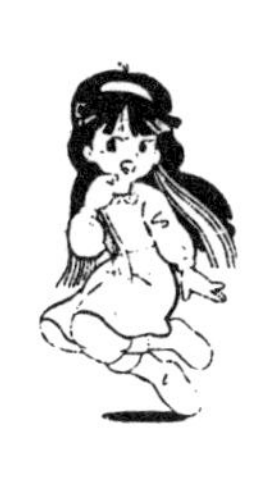

(36)芡　實

平　睡蓮科

芡的果肉，俗稱雞頭米、雞頭子。芡實為固本益精重要主藥，分佈於台灣、東亞至印度北部等池塘邊、沼池，大型的一年生草本，體表有刺，根莖短厚、不分枝，有許多鬚根，水上的葉子是圓形的，最大可達直徑三公尺左右。

夏天伸出長花柄，尖端開直徑約四公分的紫色美麗花，爾後結有約十公分左右鳥喙狀的多刺、胚乳白粉質果實，內有八～二十四個種子，此即生藥芡實。

效果是滋養強壯、收斂，神經痛、關節炎及遺精、帶下白濁、陽痿均有效。

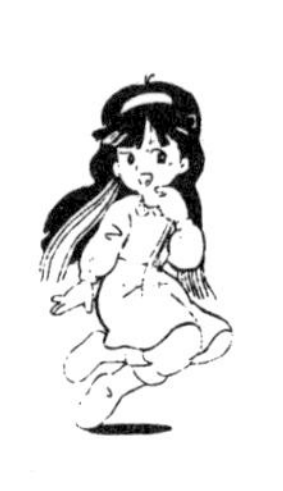

⑶7牛膝

平覓科

牛膝學名 Achyranthes bidentata Blume，又名懷牛膝。根稱為牛膝根，供藥用。生產在中國南部、台灣、日本的四國、九州、本州等樹林的樹陰處的自生多年生草本。莖方形，高達一公尺左右，夏秋間在樹枝尖端有密穗狀的綠色小花，開花後，果實尖端的苞或花會附著於人的衣服上。

效果是促進利尿、也有排泄體內過剩的鈉之作用。

過分攝取鈉，會造成抑鬱症及脂肪過多，都會促使動脈硬化。

據日本竹本博士等的研究，發現牛膝中含有多量昆蟲變態的荷爾蒙，此後對牛膝的研究更為引人注目。

『本草綱目』的時代起就用為利尿劑、強壯劑，對於女性月經失調也有卓效。

『肘後方』記載「小便不通，莖中疼痛，以牛膝煮酒服用即有效。」

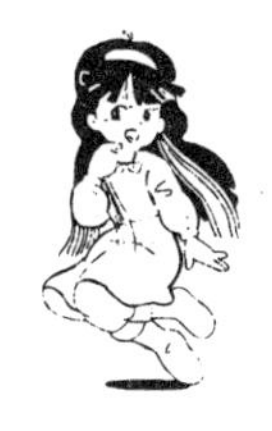

(38)楮　實

寒　桑科

楮學名 Broussonetia Kazinoki Sieb，分佈於中國、日本、韓國的山地野生草，現用為製紙材料，而普遍栽培。

高二~五公尺的落葉性灌木，葉互生，有柄，歪卵形，先端銳，鋸齒緣。春天發出新芽、開花。

果穗是深紅色的小球狀果實，這就是生藥楮實。

成分尚未分析清楚，但是其歷史悠久，『本草綱目』後便被用為處方。

效果是利尿、強壯、健胃、水腫、陽痿等的治療有卓效。

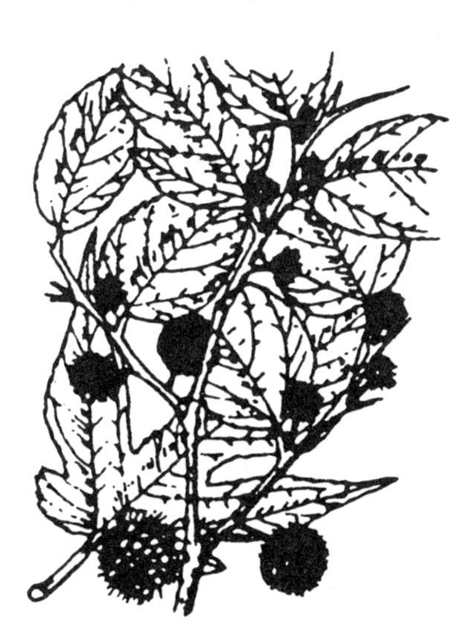

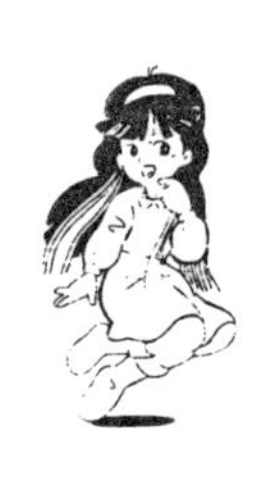

㊴稀薟

寒　菊科

稀薟學名 Siegesbeckia orientalis Linn，又名豬屎草、苦草。分布於中國東北、韓國、日本關東南部以西，是一年生草本，中國以漢方藥用材料來栽培。

莖直立，高約一公尺左右，有方形分枝，密生短毛。葉子呈長橢圓狀及三角卵形，愈下面愈大，但臭味強。

九月～十月，枝末開黃色頭狀花，具長梗，瘦果倒卵形。將夏季開花前的地上全草採下乾燥，即是生藥稀薟。

效果是強壯、鎮痛、解毒劑、貧血症、神經痛、祛風濕、無力症等。治療有高血壓、急性肝炎、四肢痲痺等卓效。

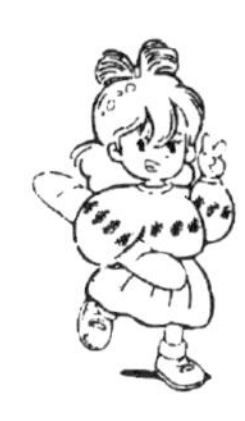

第六章
增強性力的艷談

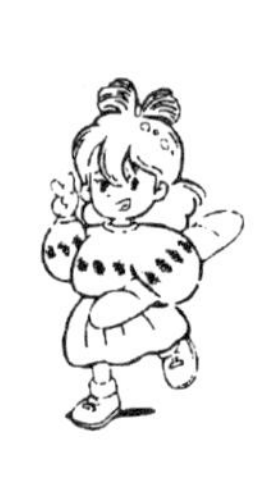

飲媚酒的有效時間

近年來，專家們研究人類一天的生活狀況頗有急速的進步。一天二十四小時的生活該如何去安排，才能維持身體的健康呢？

這些研究者當中以美國尼蘇達州營養生理學教授凱爾博士最具權威。凱爾博士研究的其中一項是——何時服藥能發揮最高藥效。他的研究報告說：「睡前一小時，由於藥內成分能充分讓身體吸收，效果最佳，是最好的服藥時間。」

他的理由是，晚上就寢前服藥，因為活動量最少，藥的成分不會因排泄尿而被排出，可使藥效抵達全身各處，達到本來的目的。

若是白天服藥，因為身體的新陳代謝快，藥內成分容易隨著尿、汗、和體內的水分等排泄物排出。

媚酒也一樣，為了達到最佳效果，能讓體內所吸收，最好在就寢前一小時內喝下。

特別是年紀五十歲以上的人，不妨養成在晚上十點喝媚酒的習慣。不過，千萬別因一時的必要而喝太多，效果反而不彰。

五千年來人類的共同願望——「長生不老」

我國歷代帝王，常為了尋求「長生不老」的靈藥，不知耗費多少心機和人力。這也難怪，身為權高位重的帝王，錦衣玉食，享盡了人間榮華富貴，豈有不願長壽之理？

秦始皇建築「萬里長城」外，「阿房宮」內還蓄有一千美女，他日日夜夜沈浸在這溫柔鄉中，怎能不樂如神仙？如果說一夜一美女的話，也得三年半才輪完這些後宮佳麗啊！然而他的年齡會增大呀！精力也將一天不如一天了，所以，產生了史上有名的「徐福尋藥」故事。

原來，秦始皇正大嘆歲月不饒人時，聽說渤海中的篷萊、方丈、瀛洲三島住有仙人，島上長有「長生不老」的藥草，迫不及待的命徐福帶隊前去尋藥。

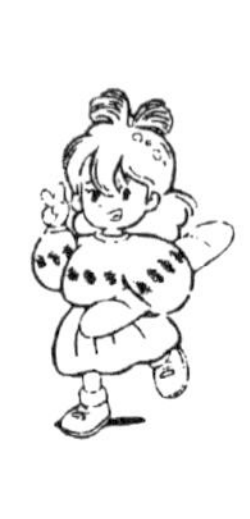

徐福自山東省的登州府出發，直向日本出帆，結果音訊渺茫，一去不回，秦始皇期盼「長生不老」藥不果，終於在五十歲那年含恨而逝。

中國古書中有一段傳說：漢武帝活得很長，卻還向駐顏有術的西王母娘娘索取三千年結一次果的「蟠桃」，以求長生不老，但是，漢武帝得了蟠桃之後卻又存入倉庫中保管起來沒吃，是什麼原因，我們也無從考證了。

強壯強精「虎骨酒」的秘密

現代人對強壯強精的「虎骨酒」似乎相當信賴。

古代的王侯貴族，為了寵愛後宮三千美女，只好東奔西走營求強壯強精之藥。

中國有句諺語：「虎一夜征千里，歸千里。」老虎是如此健壯勇猛的野獸，王侯貴族們嚮往老虎那源源不絕的精力，自然聯想到用虎骨的精華做為精力強劑。

將虎骨研成粉末，加上韓國的人參、陳皮、蛇膽一起放進酒中浸泡，

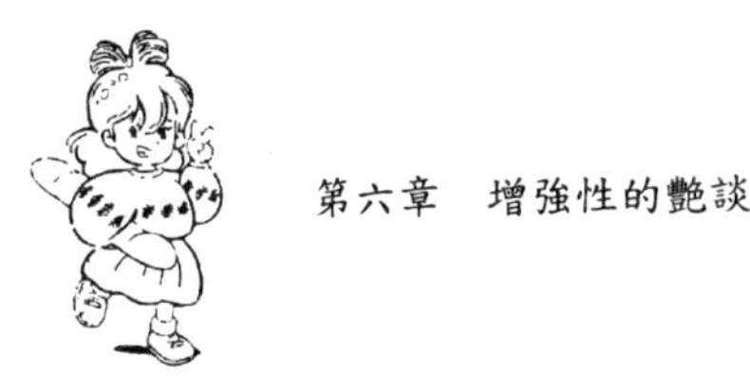

便成了世界馳名的「虎骨酒」。不過，喝「虎骨酒」真的有效嗎？恐怕只是心理作用吧？

自古至今，「虎骨酒」的需求量一直供不應求，王侯貴族為了蓄養絕倫的精力，視「虎骨酒」如珍品，其實，虎的產地數量有限，真有這麼多虎骨嗎？

最近市面上出現不少偽造的虎骨酒，以羊骨、豬骨代替，成了所謂的「羊骨酒」、「豬骨酒」，而愛好此道者仍以為是「虎骨酒」，拿來當強壯強精的聖品呢！

無限的精力

機械使用後，會愈來愈磨損，而人類的肌肉卻是愈來愈強壯，男人的性器也是肌肉，當然是愈使用愈健壯囉！

根據醫學上研究的證明，製造精力的睪丸若不斷地新陳代謝，其功用將歷久不衰。相反地，停止使用，則功能便降低。

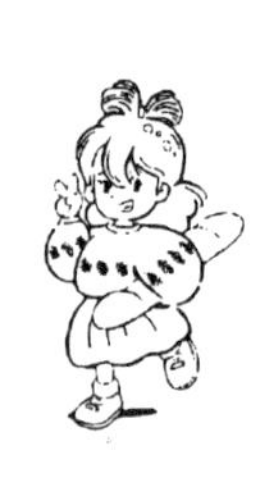

營養是人類活動的原動力，若能攝取合理又足夠的營養，便有源源不斷的精力。

我們體內的荷爾蒙也要維持平衡，睪丸只是製造男性荷爾蒙的地方，以供應全體。為了體內荷爾蒙的平衡，各部位的荷爾蒙都應該要充足。所以，男性荷爾蒙是男人不可缺乏之物，因此，要多補給製造荷爾蒙的蛋白質，其次是經常使肌肉活動，精力便無虞匱乏了。

對容易造成內分泌失調的現代人來說，媚酒可說是調整身體平衡的特效藥，而且對荷爾蒙的增進作用也有神奇之效。

假如為滿足短暫的性行為興奮，而使用興奮劑，常容易造成內分泌的失調，習慣性以後，將使荷爾蒙的分泌失常，甚至影響性慾，所以，使用興奮劑要千萬小心。

中國的強精酒

中國的酒大致說起來有三種，釀造酒、黃酒、紹興酒。這些酒入瓶加

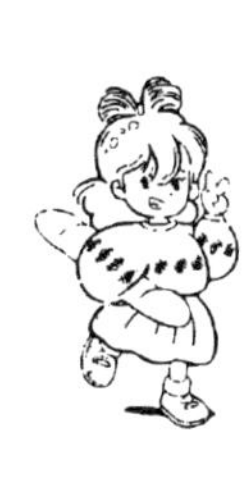

密封後，保存多年便成了「陳年老酒」，愈陳愈醇。紹興酒中最高級的一種是「善釀酒」。

日本的酒多半是純用米釀造的米酒，我國的紹興酒則用粳米、糯米、小麥、麩皮、麥糠等多種穀物，加上少量的甘草、陳皮、大茴香等十幾種藥草混合釀造而成。中國酒與日本酒釀酒的方法多半相同，不過由成分看來，我國的酒幾乎是藥酒。

常見的蒸餾酒中，有浸五加的莖、根的「五加皮酒」；浸蜥蜴的「蛤蚧酒」；浸一種很像男性性器的肉蓯蓉的「肉蓯蓉酒」。

以上的酒可說多半是強精酒，這是我國民族的智慧，也是古代醫術不發達時使病人強精的藥酒。至於現代人，一不舒服就找醫生，這些酒則不限病人飲用，就成了普通的強壯強精藥酒。

日本江戶時代的媚藥

古代，太平日子一久，生活便覺得單調，相對地對男女之事便更加關

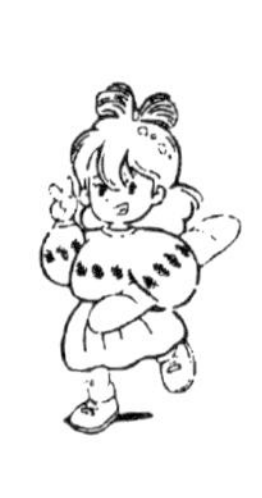

心，現代人不也是如此嗎？生活愈安逸舒適，對於性愛的祈求也愈熱衷。

日本江戶三百年中，最太平的期間要算元祿時代了，由於生活安定，就產生了不少媚藥。

這些媚藥有所謂的「陰陽丸」、「人馬丹」、「玉鎮丸」、「如意丸」、「土腎丹」、「地黃丸」等，其實都是源自於中國，媚藥多半會含刺激劑或興奮劑。「一服見效」的「帆柱丸」是日本的名媚酒，其中名氣最盛的要算「長命丸」了，當時江戶有許多富豪都愛用此種媚藥，但是，這種媚藥卻是混以「丁字」、「龍腦」等刺激物混合而成。據書記載，長期服用者會造成局部潰爛，或一直充血勃起，形成嚴重症狀。

目前市面上也有這種局部的刺激劑，使用者需小心，否則造成悲劇就不堪設想了。

日本最古老的醫學書籍『醫心方』中，記載有「玉房秘訣」。其中一項敘述男女性行為以一天多少次最為恰當。

「二十歲，壯者一天兩次，弱者一天一次；三十歲，壯者一天一次，弱者兩天一次；四十歲，壯者三天一次，弱者四天一次；五十歲，壯者五

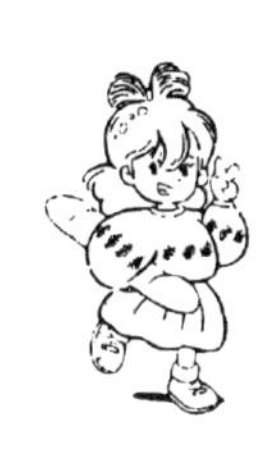

天一次，弱者十天一次；六十歲，壯者十天一次，弱者二十天一次；七十歲，壯者三十天一次，弱者避免房事。」

由這些平均數字看來，古代人的精力真是旺盛，相反地，現代人到了四十歲便漸感力不從心，看樣子現代人實在比古代人遜色多了。

男性接近女性到幾歲

據說男人一生排泄的精液有一斗五合，約十九公斤。假如男女在性行為時，男人的一次洩精平均量是三・五cc，那麼，男人一生大約有五千五百次的性行為。

金賽博士也曾表示美國人對這項統計的相同看法，看樣子這話並不是「空穴來風」的。

男人的睪丸裡會不斷地製造精液，做愛的次數與持久性成正比。這好比天天使用的車子，比放在車庫裡兩、三個月才用一次的車子，性能要好得多了。

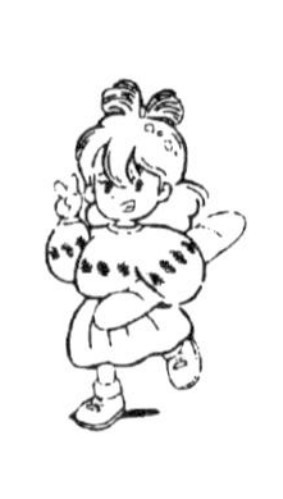

也就是說，男人最好天天接觸女性，況且現代人食物豐富，營養也充足，一次若排出六十卡路里，多幾次也死不了的。

正常人從十八歲至六十五歲，大約五十年之間，每年平均做一百一十次，你是否屬於這類平均的男性呢？

英國有位名叫湯姆斯・派的人，在一百零二歲時，犯了強姦罪，被判入獄十八年，出獄後，有位四十五歲的寡婦鍾情於他的性情豪邁，便與他結婚了。此後湯姆斯・派到一百三十歲期間，和妻子一直維持著正常的性生活。

湯姆斯・派活到一百五十歲零九個月才去世。

他的死因不是衰老或連日性生活的疲勞，而是英王以世上稀有的長壽者的名義設宴款待他時，他興奮得飲食過量，造成腸扭轉而死。

湯姆斯・派的知名度很高，英國的名酒 Old Parr 威士忌的標籤上印著的老人就是湯姆斯・派。也許 Old Parr 威士忌是取其「長生不老」之意！

以後您如果喝 Old Parr 時，不妨心想：這杯威士忌中有意味著長生不老的願望。

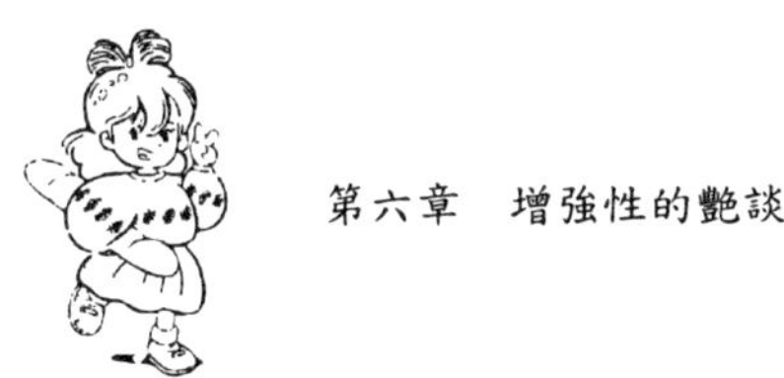

男性性器壯大方法

日本的醫書『醫心方』房內篇第二十七章「玉莖小」中寫著，如何使短小的男性性器壯大的處方，據『玉房指要』上記載，使男性性器壯大的方法如下——

柏子仁五分；白斂四分；白朮七分；桂心三分；附子一分。

將右述五物研成粉末，一日服二次，一次服三・七五公分，十天服二十次，可以使性器變大。

『洞玄子』一書中也有使性器粗壯的妙方——

肉蓯蓉三分、海藻二分。

研成粉末後，篩好，加上正月白犬的膽汁，塗在男性性器上三次，每天早上以井水洗滌，可長三寸。

『醫心方』的「玉房秘訣」中，另有一道處方——

陳皮、細辛、肉蓯蓉，等量混合，淋上狗的膽汁，吊在自己房間的天

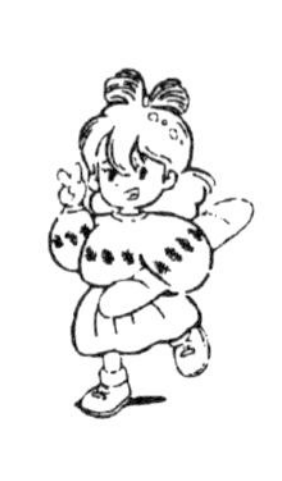

花板上三十天，待乾後磨擦男性性器，據說會長一寸。

書中描繪得栩栩如生，好像真有其效似的。

治療女性性器太寬的方法

『醫心方』房內篇第二十八章中「玉門大」寫著治療女性性器太寬的方法。

『玉房指要』中敘述縮小女性性器的方法——

硫黃四分、遠志六分。研成粉末，放在絹袋裏，塞進女性性器中，可以使其縮小。

硫黃二分、蒲華二分，研成粉末，取三指撮（用拇指、食指抓三次）的量，放進一升的水中溶化後，洗滌女性性器，據說連續洗二十二天，可縮小如未婚的處女。

『洞玄子』中記載，急欲縮小時——

石硫黃二分、青木香二分、山茱萸二分、蛇床子二分。這四味研成粉

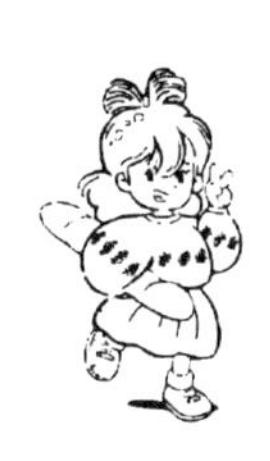

末，篩好，行房事時，放少許入女性性器中，不可放太多，否則會黏在一起。

從現代醫學觀點來看，這些藥確實收斂性極強，不能說沒有效果，不過，若真的有效，恐怕也是心理作用造成的吧！

古代的藥方有危險性

古代人對「長生不老」藥最感興趣了，大約兩千年前，我國的古書『傷寒論』中記載一種神奇處方「天雄散」——

烏藥二十錢、桂枝七錢、白朮七錢、牡蠣七錢，研成粉末後，每天使用。

日本研究中藥有名的白井光太郎博士，是「天雄散」的愛用者，可是他因服用過多，反而成為副作用下的犧牲者。

——他因為烏藥中的「生物鹼」、「烏頭鹼」中毒。

以後就不再用大黃、附子和烏藥了，可是古代的漢藥處方中，這三種

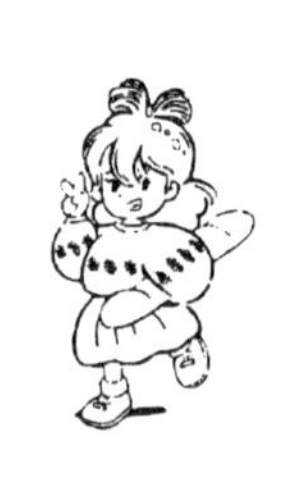

藥很普遍，因此，如果服用古法處方，千萬要小心謹慎，以免發生危險。

提高性亢奮的技巧

據美國大學心理學系的調查報告，男女的性興奮程度有如下的差別：

⊙看週刊或雜誌中對性的描述會有興奮的女性……二七・六%。

⊙看電視或電影中的親熱鏡頭會興奮的女性……一六・六%。

⊙看黃色照片會興奮的女性……一二・一%

⊙看週刊或雜誌中對性的的描述會有興奮的男性……一八・六%。

⊙看電視或電影中的親熱鏡頭會興奮的男性……二十%。

⊙看黃色照片會興奮的男性……二三%。

由這些統計看來，男人若要使女人提高性興奮，不妨讓她看一些有關性的週刊或雜誌，至於男人，只要看黃色照片就行了。

看樣子，男人憑視覺就能引起性興奮，而女人憑視覺要引起性興奮，則比男人困難。

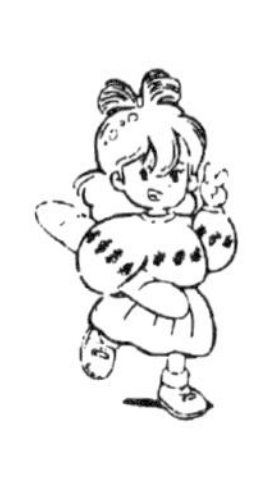

早晨的勃起

男人的勃起，最主要的是受男性荷爾蒙的影響。年輕人精力較旺盛，一般說來，一七、八歲至二十幾歲的年輕人，稍受刺激馬上就勃起，但隨年齡的增大，力氣便漸漸減弱。醫學上記載，年輕人大約勃起角度是一五〇度，六十幾歲的人約一百度。勃起的持續時間，年輕人可一個鐘頭，四十幾歲是三十分鐘，六十幾歲是七分鐘。

因此，由勃起的狀態也可以測定男人精力的標準。據醫生說，中年男人生病的復原程度，依「早晨是否會勃起」而定。

有名的金賽博士報告說，十七、八歲平均一星期一次半，到二十幾歲便逐漸增加，三十歲一星期二次，然後隨年齡漸次減少，到六十歲是一星期一次。

我們日常生活往往有週期性的情緒變化，性慾也是一樣，由低潮至高潮；再由高潮至低潮。

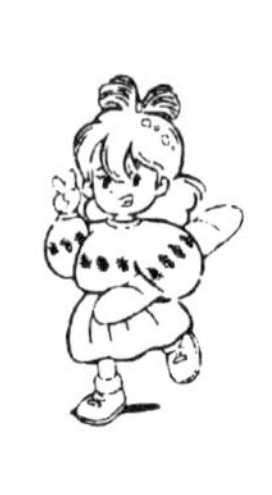

近代有關性生活的雜誌、電影四處氾濫，使人們對性產生莫名其妙的抑鬱和煩躁。

性行為就如喝酒，不會沉迷得死去活來，為了維持生活的樂趣，應該緩急自在，給予適當的調適。

香味可以抑制性興奮，尤其是水果更有鎮靜作用，因此，在臥室中擺蘋果、甜瓜、橘子皮會使性慾平緩些。洋水仙、紫丁香、薰衣草的香味也有鎮靜作用，但效果不如水果好。

臥房的顏色最好是藍色、綠色，音樂中以貝多芬、華格納、布拉姆斯等古典音樂較具有鎮靜性慾的功用，此外如哲學書、聖書也有這種作用。

食物不妨清淡些，特別是有臘味的更有效。

荷爾蒙是刺激物

「荷爾蒙」是一九〇二年被發現出來的，這三個字是希臘語的「激素」之意。

關於荷爾蒙的研究，現在仍繼續進行著，荷爾蒙使副腎髓質分泌腎上腺素、甲狀腺分泌甲狀腺素、胰臟分泌胰島素等。副甲狀腺、腦下垂體、睪丸、松果體、胸腺……等，也會分泌荷爾蒙。

掌管性慾的男性荷爾蒙是一九三一年由男性的尿中檢查出來，命名為雄甾酮。從男人一公升的尿液中可以發現〇・一毫克的雄甾酮，在科學發達的現代，雄甾酮已經可用人工製造。媚酒中就含有這種刺激副腎、甲狀腺、胰臟和腦下體分泌荷爾蒙和增加男性荷爾蒙的作用。

媚酒的效果在短暫的期間看不出來，持續地飲用一、二星期才會逐漸增加荷爾蒙的分泌。有些人為了增加精力服用男性荷爾蒙或打針，結果反而產生副作用，真是得不償失。據說服用男性荷爾蒙也是形成癌症的原因之一，我們要多加注意。

性是次要問題

活潑正常活動的肝臟要補給充足的營養，使體內蓄存有足夠的蛋白質

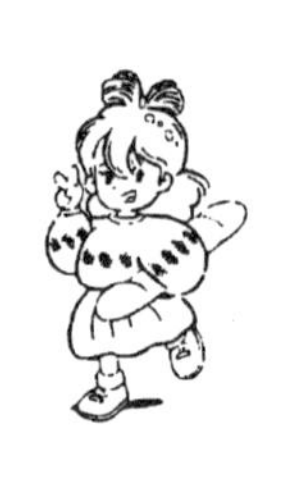

及其他養分，以增強性能力。

人類的副交感神經一向最注重體力的需要，其次才是性慾的需要。我們食用的蛋白質，是人體最基本的營養素，為了使睪丸正常地製造荷爾蒙和精子，需要充分的蛋白質。

由此可見，人類的身體重視生存力更甚於性機能，這是自然的原理。人體一旦有細菌侵入，補充體力的蛋白質及各種維他命，便會產生抗體與之抗拒，因此，性精力幾乎等於零。

有些人在精神疲勞時，副交感神經會異常的興奮，提高性興奮感，而要求行房事，這顯然不是正常的現象，所以，應該盡量控制性慾，如果控制不了而行房事，對身體相當不利，大家要切記「性是次要問題」。

勿常發脾氣及飲酒

根據醫學上的報告，人只要一發脾氣，立刻會從副腎分泌出腎上腺的荷爾蒙，這種荷爾蒙有使血管收縮的作用，使血管變細，血壓降低。

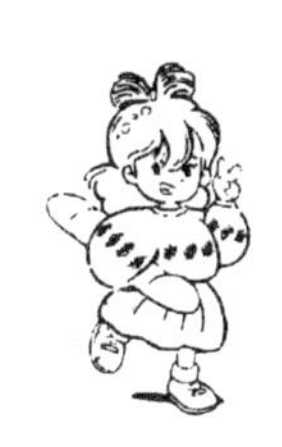

因此，心臟跳動速度增加，很自然地人會呼吸急促、眼睛含淚、閃閃發光，甚至腦部充血、拚命流汗。

有這種現象產生，表示荷爾蒙的分泌已經到了極限，血液循環降低，臉色蒼白，心臟輸血的作用減低，再繼續下去便會引起狹心症。

常發脾氣的人，如果身體有這些狀態，壽命會減短。所以，大家要謹慎，保持身心愉快，勿常發脾氣。

喜歡喝酒的人，往往空肚就喝酒，他們認為喝酒前吃下東西，酒喝起來不夠香醇，也不過癮。其實，空肚飲酒最傷身體。

酒入肚腸，會廣泛地破壞體內細胞，為了補充需要，應吃多種維他命的食物，才是明智之舉。

同時，酒精有利尿作用，排尿時體內的礦物質也會隨之失去，因而礦物質也應該補充。

人體內的礦物質和水溶性的維他命，如果因飲酒被排泄出而來不及補充，會造成營養失調。嗜酒者罹患營養失調症，非但易衰老、多病，壽命也將之減短，不可不注意。

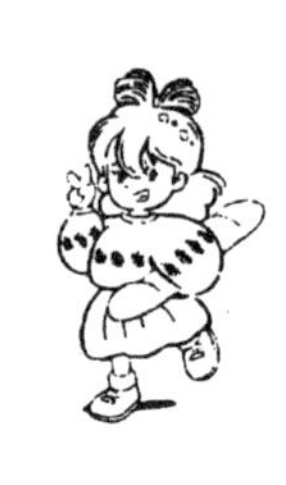

明瞭以上重要性後，飲酒時不妨多吃些水果、蔬菜、魚、肉、貝類、肝臟、乳酪、奶油、酵母乳等，含有多種維他命和礦物質的食物。

解酒

飲酒隨著各人的喜好不同，而選擇杯中物，但是酒的最大特色是利尿作用。

人體的腦下垂體可分泌抗利尿荷爾蒙。一旦酒喝過量或醉酒，抗利尿荷爾蒙分泌減少，影響腎臟功能，使排尿增多。

因此喝酒後，為了解酒，需要適度的補充失去的水分。

喝烈酒時，血液及淋巴液會變得濃稠，使全身生理的活動失調，所以應喝下大量的水分，以免影響身體的平衡。

人在喝醉時，腦神經會被麻醉，覺得全身飄飄然，但是，經過一段時間酒醒後，腦神經又恢復正常。輕微脫水狀態的身體會渴求水分，喝起水來也感到特別可口。

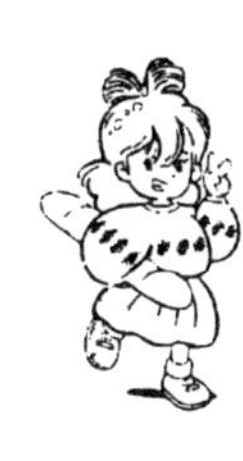

媚酒的酒精成分頗強，算是一種烈酒，喝多了會很想飲水。事實上媚酒也不能一口氣喝太多，媚酒要每天適量的喝，才能逐漸產生效果，不要以為一天喝一瓶，精力馬上增強十倍、二十倍。

記住，欲速則不達，千萬別喝得過量，那是對身體有害的。

雞尾酒是強身強精之始

這是一個羅馬時代的故事。羅馬皇帝的御醫克羅斯・迦里魯斯，每次發現皇帝因處理繁冗政務而心情不佳時，他就倒一杯葡萄酒，調上甜味烈酒、檸檬汁、乾蝮蛇粉，偶爾也加些香料的雞尾酒，立刻獻給皇帝喝。

據說皇帝喝下雞尾酒後，心情很快就舒暢、開朗，並帶皇后、妃子進寢室。

雞尾酒，可以說是歐洲人強身強精之始。

現在一般大飯店的酒吧裏都備有曼哈坦和馬蒂尼這兩種酒，它是一種輕微的強壯強精酒。

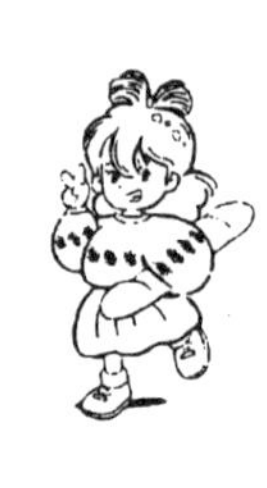

男人們若想尋艷福，只喝加冰塊的白蘭地難達到目的，頂多只能和女友約會而已，喝雞尾酒才會使你充分享受魚水之歡。

發胖的身體非啤酒造成

一CC的酒精能產生七卡路里的熱量，但是，酒精產生的熱量與食物產生的熱量迥然不同，酒精產生的熱量不能調節身體的功能，也不會積存起來。

酒進人體後，很快地散佈到全身，使全身發熱，臉也變紅，慢慢地進入醉的狀態，好像煙火一樣，隨時燒盡。

蛋白質與醣分能符合身體的需要，自然地調節和供應體內的熱量，多餘的便蓄存起來，它的功能與酒精所產生的熱量大不相同。

有些人常常將發胖的原因怪在啤酒上，事實上，發胖多半是飲酒時豐富的佐菜所造成的。

酒能產生多少熱量呢？拿清酒來說，四合（一合是約〇・一八公升）

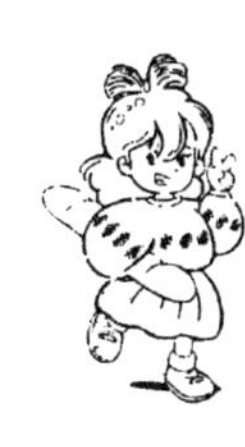

的熱量是七二〇卡，其中一五〇卡的熱量對體內有影響。

喜好喝酒卻又怕胖的人，最好多注意飲食。啤酒桶般的身體，並非啤酒造成。

最簡單的「強精劑」作法

「蛋酒」一般是感冒時飲用的一種藥劑，現在我們來介紹強精劑「蛋酒」的作法。

將八個蛋打在大碗中，加一咖啡杯的蜂蜜和二十五度酒精的米酒一公升，攪匀，放進大酒瓶中封緊，擺在陰涼處，每天搖晃瓶子一次，十天後就成了蛋酒。

每天喝一杯蛋酒可消除疲勞、增強精力。

每天搖晃瓶子一次，可使蛋酒保存長久些。

這種蛋酒是既簡單又速成的強精劑。

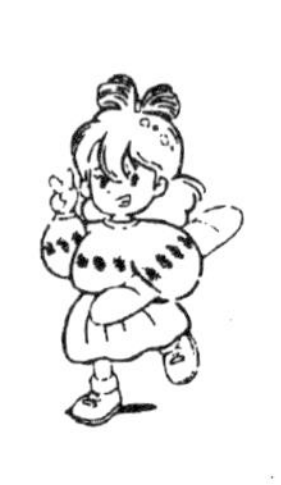

大蒜健康法

大蒜也是一種提高性精力的食物，可是大蒜不能當食物猛吃，少許的大蒜是一種內分泌的刺激劑，對身體有助益，吃太多（一次半個以上）反而會產生毛病，我們要特別的注意：

㈠吃太多會刺激胃腸黏膜，使胃腸分泌液過剩，造成急性的胃酸過多症。

㈡會擴張皮膚表面的血管，夏天可能因此流太多汗水，造成脫水症。

我們必須注意，以大蒜當調味料，少量則可，有促進食慾作用，對健康極有幫助。此外，如運動選手短時間內會消耗許多體力的人，吃大蒜也有特效。

每天習慣地吃少許的大蒜，可促進血液循環，幫助消化，增加腸子的吸收力，對治療瀉肚、便秘有卓效。

大蒜吃多了反而有害無益，勿奢想猛吃大蒜來恢復性能力的減退，說

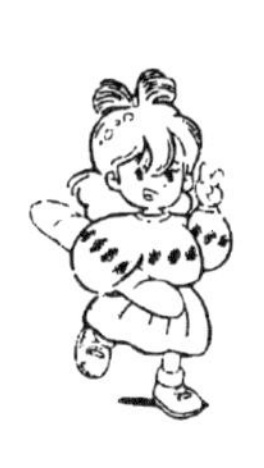

不定還會因副作用而產生反效果。

所以，我們一定要牢記，大蒜少則有益，多則有害。

媚酒的成分和吸收程度約為中藥的二倍

漢方藥酒發源地——中國，所服的中藥，不是將藥草研成粉末便是煎煮成汁，不過，為了確保和促進日常生活的健康，不妨依照「醫食同源」的道理製成藥酒，每天飲用，其效果相當驚人，依據醫學方法證明，有如下的結果：

中藥成分的吸收效果：

⊙研成粉末服用……約百分之四十五可吸收。

⊙煎成湯汁服用……約百分之六十五可吸收。

⊙製成藥酒服用……約百分之八十五可吸收。

藥研成粉末，其藥效視胃腸的狀態而有所影響，煎成湯汁，可能溫度與時間不當，而失去效用。因此浸成藥酒，效力最大。

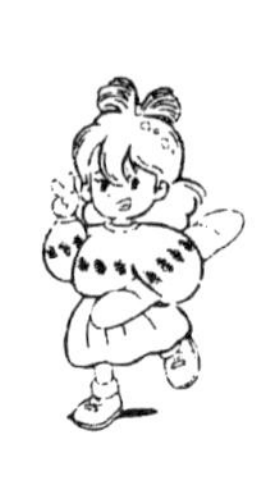

根據這些實驗的結果，我們可以應用在日常生活中，勿造成不必要的浪費。有名的「老酒」、「五加皮酒」等，都是中藥做成的藥酒。

「王道」與「霸道」的長生不老秘藥

秦始皇與漢武帝雖然沒取到長生不老藥，反而使市面上出現不少長生不老的有效秘藥，而且藥方至今仍被珍藏、使用。

長生不老的秘藥可分為「王道」與「霸道」兩種。「王道」藥會自然而然地強身強精、返老還童、長生不老，是正常而有益的藥方。

「霸道」藥的目的是促進神經中樞興奮，提高一時的性慾，有的是塗在性器上，有的是聞、嗅以刺激興奮來提高性慾，是邪門的藥方。

「王道」藥多半是植物性中藥。「霸道」藥是鴉片或大麻之類的麻醉系植物和斑貓、蝨蟲、熊膽等動物系中藥。此外，也用血片、海狗腎、水瀨、山淫羊藿、雞的陰莖和睪丸製成，這些東西都有副作用，效果也不見得可靠。

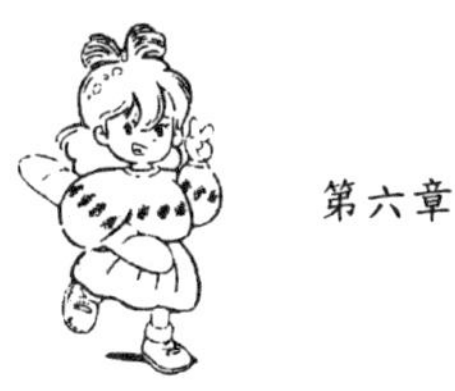

「王道」藥用現代科學方法分析，可發現許多有效成分，因為有實際的藥效，歷三千多年而不衰。然而，仍有許多人相信「霸道」藥的功效，事實上，「霸道」藥若真的流行起來，不知有多危險呢！也不知有多少人要深受其害哪！

雄、雌一對的蛤蚧酒

「蛤蚧」就是可怕的蜥蜴。取一對雄、雌蜥蜴泡在酒中就成了「蛤蚧酒」。

這種酒在中國的廣東省梧州產量最多，中國料理店中常可發現，酒瓶裏浸兩隻醜陋的蜥蜴，有些人看了便噁心。

「蛤」是雄蜥蜴、「蚧」是雌蜥蜴，爬蟲類中以雄雌蜥蜴最要好，他們互相稱為「蛤蚧」，一旦發生性關係，畢生絕不分離，是性能力很強的動物。

蜥蜴和變色龍一樣，身體可變成十二種顏色。蜥蜴泡在酒中一年後，

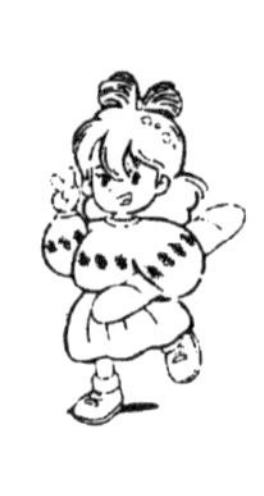

會變成碧綠色，過三年後變竹葉色。

過三年後，蜥蜴變成綠色時，據說味道最佳，這種藥酒是一種促使人興奮的強身強精酒，晚上若欲提高精力者，喝起來很有效。

性行為一次消耗六十卡

現在有些大學的研究所都在研究：人類在性行為中消耗多少卡路里的熱量？由於各研究專家的方法不同，很難結論出真正的消耗量。

其難處在於性行為是精神活動與肉體活動的結合，能算出肉體活動所消耗的卡路里，卻無法估量精神的消耗。

男人做愛一次，其疲勞程度如泡在熱水裡二十分鐘或跑了兩公里路一樣，大約是普通勞動二小時所消耗的熱量，為六十卡路里。

六十卡路里的熱量約等於一個雞蛋，或○・一公升牛奶的量，因此做愛後，隔天早晨只要補一個雞蛋便夠了。

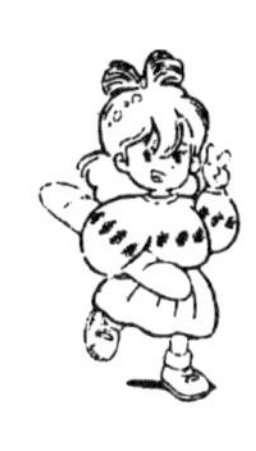

佳酒、名酒的釀法

很多家庭在春天的「梅雨季節」開始釀酒，夏天就啟封大享其酩，味道固然爽口，但是，這麼早就啟封卻無法求其芳香、醇美和效用。

做媚酒用的藥酒需要保持至少一年～三年，愈陳味愈芳醇、濃烈，成熟、好喝。

從前的人家，一旦生了女兒，就開始釀造女兒將來結婚用的藥酒，埋在土中十五年、二十五年，待女兒出嫁那天，開瓶慶祝。

現在是一切講求快速的時代，如果能有這份閒情逸致釀酒存個三、五年，待朋友來訪時，淺酌品嘗一番。該是多麼融洽、美好！

有些人喜歡趕時髦，一年到頭尋找新藥，結果什麼都無效。這些人最好是喝喝媚酒，這種三千年傳下來的藥酒，對身體的健康特別有幫助。

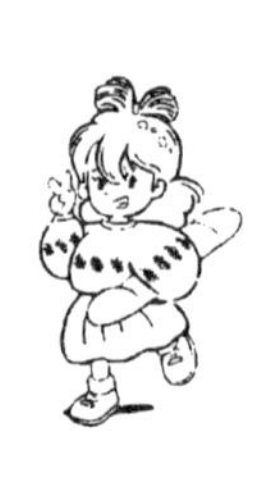

日本元祿時代的珍酒

日本江戶時代，元祿十年發行的一本『本朝食鑑』中寫著珍酒製作處方，現在介紹如下：

⊙鳩酒

肥斑鳩去除全身的毛並取下腳、翅膀不用，取肉並將骨搗碎，放進酒中煮熟。這種藥酒治療腰痛有效，特別是治療老年人的冷虛症更具效果。

⊙桑酒

桑樹枝與根皮一起煮成濃汁，加上米酵母菌，釀成酒就成了。桑酒可治療腳氣病，也有人說是治療心臟病的特效藥。

此外，對肝臟也有益，並有鎮咳作用。

⊙豆淋酒

黑大豆一升，用水洗淨，蒸好，放入質佳的陳酒二升裡，加以密封，過了大約五十天就成了豆淋酒。此酒可治療血尿和中風。

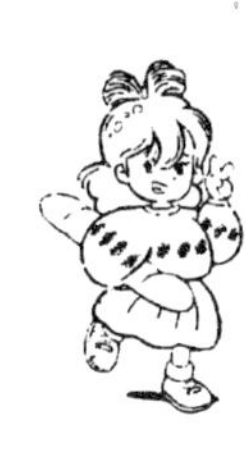

古代的性愛書

中國的隋、唐時代（約西元六、七世紀）就有性愛書了。

西元四世紀，印度出版了一本有名的『卡瑪斯托拉』，各國將這本『卡瑪斯托拉』譯成『愛經』，據說這本書共有七篇，作者是華茲耶那。

書中內容包括做人應明白的三種道理。

㈠達摩……宗教之道。

㈡亞魯達……處世之道。

㈢卡瑪……性愛之道。

其中第十二章至第十七章，描寫關於「性愛的技巧」。

我國與印度國土相鄰，佛教來自印度，因而許多人都認為我國受了這本『卡瑪斯托拉』愛經的影響。但是，看過我國的「性愛書」就知道完全沒有受其影響。如果你見過各國的性愛書，必然覺得很有趣。原來「性」本是人的天性，什麼遐思都有。

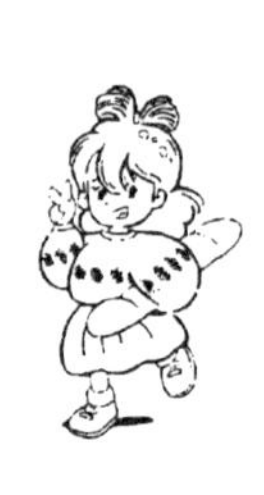

除『卡瑪斯托拉』之外，印度還有一本性愛至上主義之書，那就是世界聞名的奇書『拉迪拉哈斯雅』（性愛秘義）。

以『卡瑪斯托拉』和『性愛秘義』為基礎又出版了一本『亞南卡蘭卡』（愛慾的舞台）。

阿拉伯和伊朗譯成『女人悅樂』，日本則譯為『愛壇』。

這本書在十五世紀出版，比我國的隋、唐之原典籍晚多了。

印度的「性愛書」在做愛的技巧上尊重女人，可是，相反地我國的「性愛書」都以男人為中心，只注重男人快樂的追求。

印度與我國的民族性不同，在當今女人地位高升的社會，印度的「性愛書」應該比較合於風尚吧！

古代印度和我國的書，比之二次大戰後金賽博士寫的暢銷書『完美的婚姻』和『性生活的智慧』的內容，要有深度多了。

古代人在性愛方面比現代人進步而且豐富，這種看法該不是少數人的偏見吧！

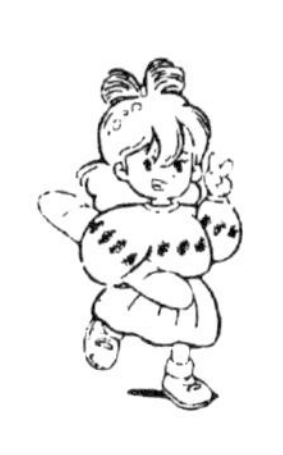

中年婦女的理想男性

美國的男性雜誌中，曾對三十二、三歲至四十五、六歲的中年婦女做問卷調查，題目是：「妳心目中的理想男士應具備什麼條件？」

這個問卷調查，編輯以為答覆是「乾淨、親切、誠實」的男性，結果看了調查統計，大為吃驚。

問卷的答覆中有百分之八十認為「臉孔平凡即可，但要有經濟基礎並能調節性生活的男性」。

這些中年婦女所謂的「調節性生活」，並不是指對性不熱衷的男人或能壓抑性慾的男人。

「調節性生活」是意味著要有「絕倫的精力、持久、性機能粗大」，換句話說，能調整自己的性機能去應付女性要求的男人。

男人們，好好的努力吧！

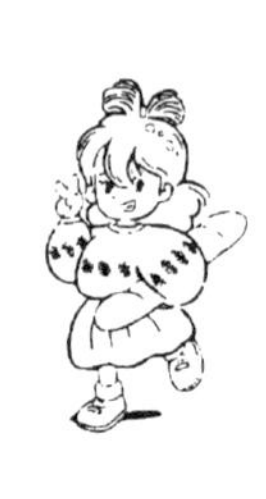

超精密機械——肝臟

人體內責任最重的要算是肝臟了，分析其功能，肝臟約有五百項以上的任務。

肝臟一天要製造一公升的膽汁，送到十二指腸，幫助脂肪的消化；從腸中吸取有養分的血液，經過濾過器，與全身血液融合。

將蛋白質分解成氨基酸，送入肝臟，蓄存在肝臟中，成為對人有益的蛋白質營養素。

維他命A、B、D亦存在肝臟中，依其需要而送入血液中。

酒精與尼古丁在肝臟裡酸化、濾毒；肉類產生的阿摩利亞如果侵入體內會擾亂神經系統，造成十分劇烈的痙攣，但是，肝臟可以使其變成無毒害的尿素。

肝臟具有這麼多的功能，真是一件超精密的機械，因此，我們要小心維護肝臟的健康，肝臟若有了毛病，將是百病之源。

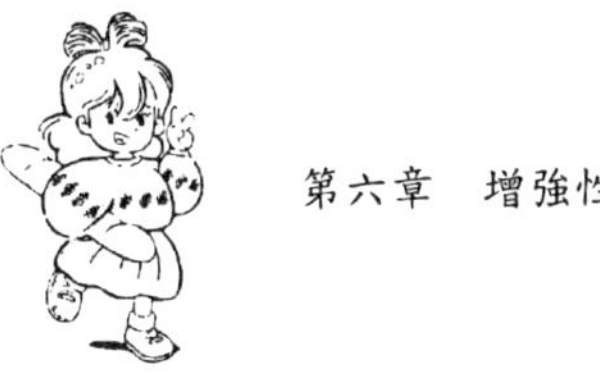

老化的順序與媚酒

人體最先老化的部位是眼睛，據說眼睛裏如透視鏡般的水晶體，從十歲起便開始老化，二十五歲至三十五歲，機能作用緩緩降低，到了四十歲積極減弱，持續到五十歲。

其次是牙齒，四十歲牙齒開始動搖、脫落，六十歲平均只剩十四顆，七十歲剩十一顆，八十歲剩七顆。

最後老化的是男性的性機能，性能力在二十幾歲發揮到極點，到三十歲維持平衡狀態，而生殖能力至三十五歲逐漸減少，但是，終其一生都有生殖能力。

老化的現象是使用任何藥物也阻止不了的，藥物只能使衰老的現象緩慢些而已。

因此，從三十五歲起，你要習慣地注意飲食和藥物，防止老化現象太快。中藥能達成您的願望，尤其中藥製成的「媚酒」最有成效。

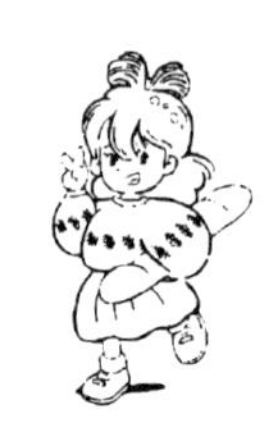

每天喝一杯「生命之泉」般的媚酒，可精氣旺盛，具強身強精、青春永駐的功效。

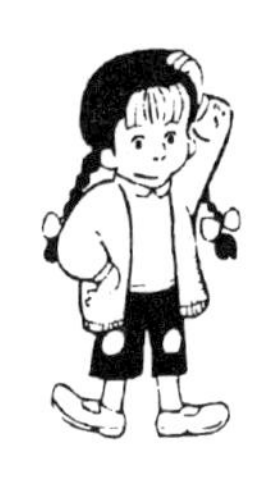

附錄

丹丸補藥蘭閨秘方

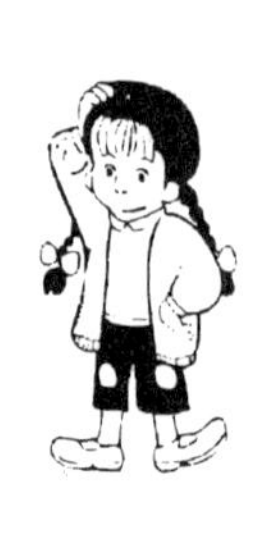

「治療不如預防，針藥不如食療」乃是保健美容、養生、長壽的最高原則。搜集古今典籍，研究中外養生之道後，抄錄其中的精華，供讀者應用，俾益於強身，增進活力。

強精食物

強精必先強身，有堅強的基本體力，始能發揮性能力，增進性生活的和諧。因此，平常應平衡攝取左列食物，不可偏食：

①製造基本體力的食物：

良質蛋白質(魚肉)、維他命A、B_1、B_2、C、D、E、F及礦物質。

含維他命A的食品：奶油、鰻、紅蘿蔔、蘿蔔葉、菠菜、萵苣、紫蘇葉、蛋。

含維他命B_1的食品：胚芽米、酵母、豬肉、香菇、芝麻、紅豆、黃豆。

含維他命B_2的食品：蛋、牛奶、肝、芹菜、草菇。

含維他命C的食品：草莓、柑、柿、檸檬、豌豆、高麗菜、蘆筍、蘿

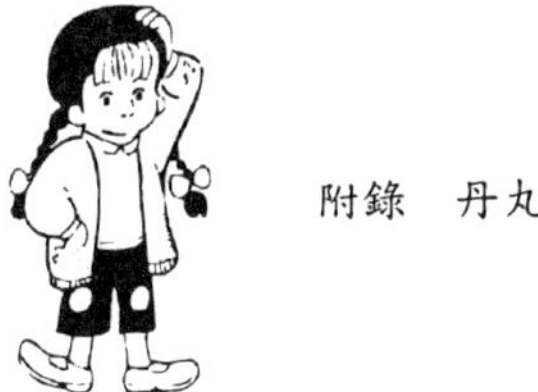

蔔。

含維他命D的食品：肝油、蛋、牛奶、奶油、香菇、鰹魚。

含維他命E的食品：胚芽、荷蘭芹、小麥。

含維他命F的食品：紅花油、麻油、黃豆油。

含鐵質較多的食品：紅糖、蜂蜜、芝麻、黃豆粉、紫蘇葉、乾辣椒、海菜、乾木耳、咖哩粉。

②增進性能力的食物：

海鮮類（鰻魚、章魚、墨魚、甲魚、鮮蠔、軟骨類）。蔬菜類（葱、洋葱、大蒜、山芋、芹菜、紅蘿蔔、蓮藕、海藻）。核實類（芝麻、黑豆、胡桃核、栗、蓮子、枸杞）。其他如動物肝膽、睪丸、蛇、蜂蜜精。

丹丸補藥

依照中國醫藥的分類，有上藥、中藥、下藥三大類；而最被珍視的藥材乃具有延年益壽之效的仙藥。

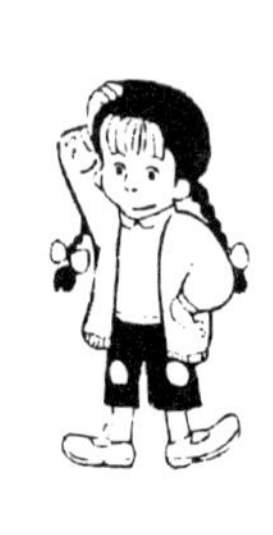

上、中、下各有一百二十種，而上藥的地位最高，以上藥為君，養命為主，具有輕身益氣，不老長生之效。

中藥為臣，養性為主，具有袪病補虛羸之效。

下藥為佐使，治病為主，具有除寒熱邪氣，治療疾病之效。

因此，視滋養強壯劑最為珍貴，並卑視治病用的下藥，把中藥視為補藥，專門補人體精力之不足。即通常稱為營養劑、養精劑、催淫劑、保精藥等。

至於房中術與藥劑有密切的關係，可徵諸於老子之師元君的話：「長生之道，昇仙之要，在於神丹。」因此古代道士中，紛紛提煉神丹、金丹為秘藥，以做為不老回春之用。

依照九鼎神丹經的記載：上藥中之上藥——丹藥——亦分高低上下：

丹華　金丹　神丹　仙丹　餌丹　練丹　柔丹　伏丹　寒丹

練丹術最為玄奧，其實際方法仍是個謎，多半為傳說性質。因此，不必過分認真去研究。倒是研究具有強精、保精、催精效果的丹丸補藥，較為實際。茲將最具功效的丹藥秘方附記如左：

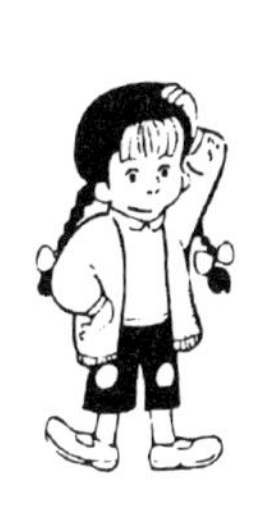

【大力丸】

功效：治陽痿不舉，或舉而不堅。

藥方：蓯蓉　五味子各三分　蛇床子　菟絲子　楮實各四分

製法：五味研細末　每日服用三次　每次調溫水一匙

【十補丸】

功效：治中年陽痿、下部虛憊。

藥方：鹿茸、麥門冬　准山藥　山茱萸肉　菟絲子　牛膝　川杜仲
　　　枸杞子各八分　熟地黃二兩　五味子二分

製法：將上列藥材研末，煉成蜜丸，每次三錢，以開水或米湯加鹽少
　　　許服下。

【壯陽補腎酒】

功效：滋陰益腎、添精、補氣之浸酒良方，越陳越香，早晚服用一小
　　　杯，有延年益壽功效。

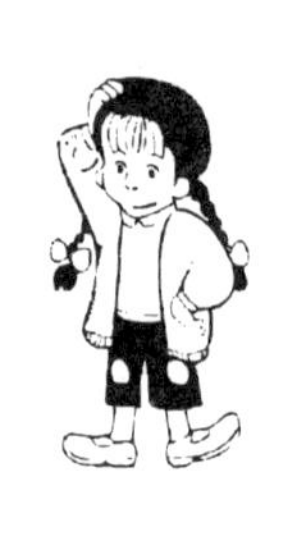

甲方：幼鹿茸一兩　高麗參一兩　西洋參五錢　大海馬二兩　大蛤蚧一對　當歸頭二兩　北黃耆二兩　枸杞子二兩　正阿膠二兩　龜板膠二兩　鹿角膠二兩　大熟地二兩　紫河車二個　覆盆子二兩　女貞子二兩　金鎖陽二兩

製法：將上述藥劑浸高粱酒或米酒十大瓶，一個月後可飲用。

禁忌：感冒發熱、下瀉，各種發炎病症時不可飲用。

乙方：與前劑大同小異（據說某將軍早晚服用此劑，健步如飛，老當益壯，其養生之道，除運動外，朝夕均服用此酒。）

阿膠五兩　龜板膠五兩　鹿膠五兩　熟地二兩　當歸二兩　紫河車二兩　蛤蚧一對　覆盆子二兩　女貞子二兩　黃芪二兩　枸杞子二兩　海馬二兩　高麗參一兩　鎖陽二兩

製法：浸高粱酒十大瓶一個月後，早晚服用一小杯。

【仙靈脾酒】

功效：有強精利尿健脾功效。

藥方：淫羊藿兩六　茯苓八錢　大棗九粒　當歸五錢　生芪五錢　甘杞五錢

製法：將藥劑三蒸三曬後，浸入米酒一公升，加蜂蜜三兩，栓好儲藏一個月後，於就寢前飲用，每次服用一小杯，約二十cc。

※將淫羊藿六錢　茯苓二錢　大棗三粒　用三碗水以文火煎一碗服用，亦具有強壯強精功效。

【遠志酒】

功效：使耳目靈敏，治健忘症、身心輕爽、身體不會老化。

藥方：肉遠志一〇〇公克　精製砂糖一〇〇公克　米酒七二〇公撮。

製法：①在瓶內放入肉遠志，加入米酒，密閉之。

②經二～三個月後用布過濾，加入精製砂糖，放入細口瓶內，一日限飲用三十cc。

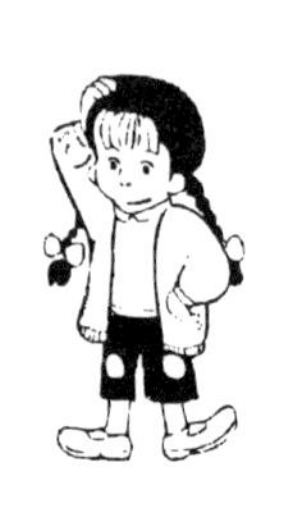

【黃精酒】

功效：滋養、強壯、強精、虛弱、病後的衰弱補給、體力恢復。

藥方：黃精二〇〇公克，精製砂糖三〇〇公克，米酒一・八公升。

製法：①將黃精切細較好，放入寬口瓶內，加上精製砂糖及米酒封閉之。

②六個月後過濾，移到細口瓶內，過濾的殘渣捨去。

※黃精、蒼朮，各二十公克、地骨皮、柏葉各二五公克，天門冬十五公克，精製砂糖一〇〇公克，米酒一・八公升，混合製酒亦可。

用法：一次量為二十cc，一日三次，一日以飲六十cc為限。

【鹿茸酒】

功效：促進心臟機能，促進腎機能、消化管機能、消除肌肉疲勞。

藥方：鹿茸二十公克，山藥二十公克，精製砂糖一〇〇公克，米酒七二〇公撮。

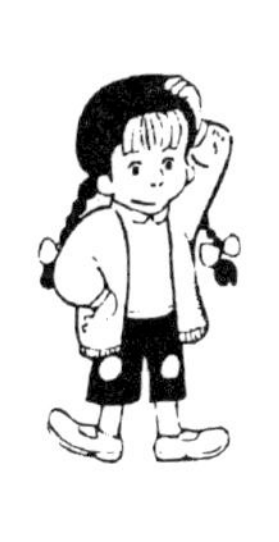

製法：①將山藥適當地切大片與鹿茸一起放入瓶內，加上精製砂糖、米酒。

②二個月後過濾，移到別的細口瓶內，鹿茸與山藥不要捨去，加上精製砂糖，米酒放三～六個月再度利用。

用法：就寢前限服三十cc，為強精藥故不可服過量。

【五味子酒】

功效：消除疲勞、滋養強壯，還具止咳作用。

藥方：五味子三〇〇公克，精製砂糖三〇〇公克，米酒一・八公升。

製法：①除去附在五味子上的雜物，但不要用水洗，然後放入瓶內，注入米酒，放於陰暗場所。

②二個月後用布過濾，移入別的細口瓶內注入精製砂糖，就成五味子酒。

用法：一日限用三十cc，就寢前服用，止咳時一次量為十五cc。

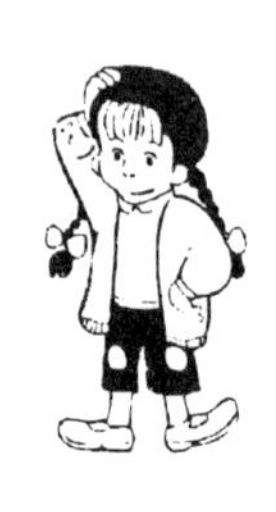

【菟絲子酒】

功效：具滋養、強壯、強精效果，能恢復元氣。

藥方：菟絲子六十～九十公克，精製砂糖一〇〇公克，米酒二七〇公撮。

製法：①菟絲子是小粒狀，要注意放入瓶內。菟絲子上面可能附有土砂，將其去除放入細口瓶內。

②經二～三個月後用布過濾，移到別的瓶內，加入精製砂糖，殘渣捨去。

用法：就寢前飲用二十～三十cc，具滋養、強壯藥效果，避免飲過量。

【地黃酒】

功效：病後衰弱的恢復、補血、強壯、解熱、治貧血。

藥方：熟地黃三〇〇公克，精製砂糖二〇〇公克，米酒一・八公升。

製法：①在瓶內放入地黃，加上米酒，封閉起來，置於陰暗場所。

②一個月後用布過濾，移入細口瓶內。

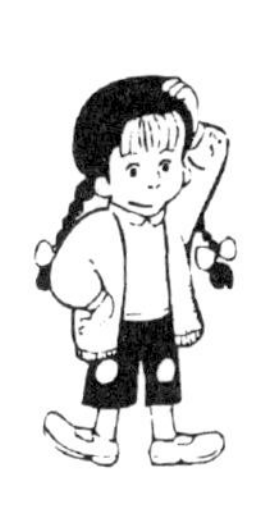

③加上精製砂糖即成地黃酒，一日限服三十cc。

【女兒紅】

功效：具強精作用，安定肝、心脾、肺、腎、五臟機能，去除各種疾病，長期服用能延年益壽。

藥方：女貞子二〇〇公克，精製砂糖三〇〇公克，米酒一・八公升。

製法：①寬口瓶內放入女貞子及米酒。

②六個月後用布過濾，放入精製砂糖，移到別的細口瓶內。

用法：早上、中午、晚睡前各一次，一日三次，一次量為二十cc。

【山藥酒】

功效：具強精、強壯效果及鎮靜作用。

藥方：山藥二〇〇公克，精製砂糖一五〇公克，米酒一・八公升。

製法：①將山藥切碎放入寬口瓶內，注入米酒，封閉起來。

②經二～三個月後過濾，放入精製砂糖，移入細口瓶內。

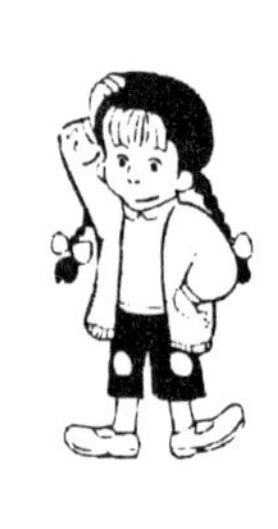

用法：一日量為三十cc，就寢前服用。

【天門冬酒】

功效：滋養強壯，對虛弱體質、病後的恢復有效，長期間飲用效果良好，又具止咳作用。

藥方：天門冬二〇〇公克，精製砂糖三〇〇公克，米酒一・八公升。

製法：①瓶內放入天門冬及米酒，密閉之。

②二個月後抽出天門冬的成分，用布過濾，移到別的細口瓶內加入精製砂糖。

用法：一日量為三十cc，早、晚各飲二次。

【杜仲酒】

功效：強壯、降血壓（治高血壓藥），鎮痛、鎮靜作用。

藥方：杜仲一〇〇公克，精製砂糖一五〇公克，米酒七二〇公撮。

製法：①將杜仲細切，放入瓶內，注入米酒。

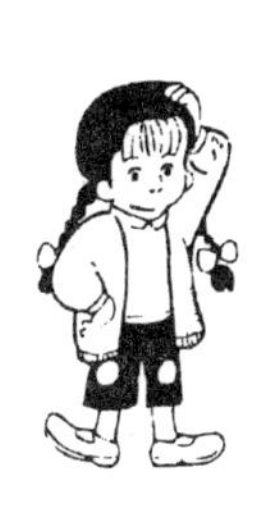

②經二個月後用布過濾，放入細口瓶內，加入精製砂糖，稍具甜味，為易飲的藥酒。

用法：一次量為十cc左右，一日分三次飲用，就寢前可加水飲用二十～三十cc。

【茴香酒】

功效：健胃、預防傷風感冒、去痰，促進母乳汁的分泌及性機能旺盛。

藥方：茴香五十公克，精製砂糖一〇〇公克，米酒七二〇公撮。

製法：①將茴香放入瓶內，加入精製砂糖、米酒。

②經二～四個月後過濾，移到細口瓶內。

用法：性慾機能衰弱時一次量限飲用二十cc，一日服用量不要超過四十cc。

【麥門冬酒】

功效：具滋養、強壯、鎮咳、去痰、強心、利尿、解熱、抗炎的作用。

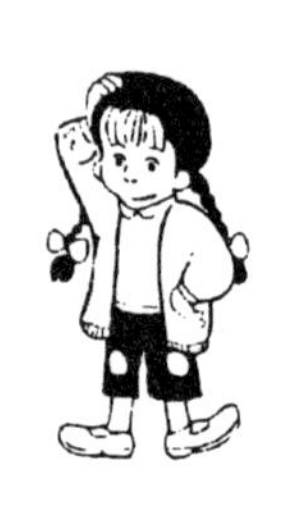

藥方： 麥門冬二〇〇公克，精製砂糖二〇〇公克，米酒一・八公升。

製法： ①在瓶內放入麥門冬，注入米酒，密閉放於陰暗場所。

②經二~三個月後過濾，移到別的細口瓶內，加上精製砂糖。

用法： 滋養強壯用，一日限飲三十cc。

【黃柏酒】

功效： 具強烈殺菌力，對胃、腸均有效，特別是夏天食慾減退，或有下痢時服用有效。

此外，對跌打撲傷的疼痛亦具效果。

藥方： 黃柏末五十公克，精製砂糖一〇〇公克，米酒七二〇公撮。

製法： 將全部材料放於瓶內，置於陰暗場所，二~三個月後過濾，移入細口瓶內（過濾的黃柏渣仍放入小瓶內）。

用法： 內服用很苦，十~二十cc和著水三十cc使之變薄飲用。無食慾時在食前飲用，下痢時在空腹時飲用，一日三次，常用時一日量約十cc，不要飲過量。

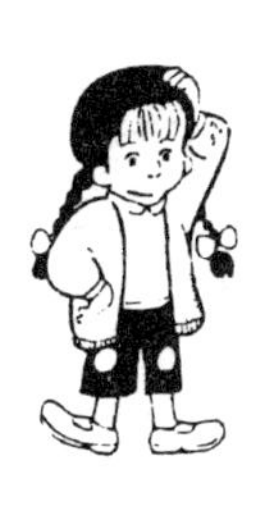

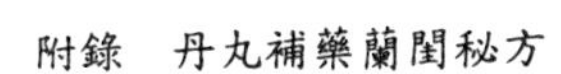

【龍眼酒】

功效：滋養強壯、補血、鎮靜等效果。

藥方：龍眼肉三〇〇公克，精製砂糖二五〇公克，米酒一・八公升。

製法：①在瓶內放入龍眼肉及米酒。

②經二個月後用布過濾，移到別的細口瓶內，加上精製砂糖。

一日限服用三十cc。

【縮砂酒】

功效：具增進食慾作用，促進消化，使胃活動良好，治神經性下痢。

藥方：縮砂五十公克，精製砂糖一〇〇公克，米酒七二〇公撮。

製法：①縮砂種子硬硬的，用手弄散。表面有石灰的東西不去掉也可。

②將縮砂放入瓶內，加上精製砂糖、米酒，密閉放於陰暗場所。

③經二～四個月後過濾，移到細口瓶內，捨去縮砂。

用法：食後服用十五～二十cc，一日服用三次。避免過量。

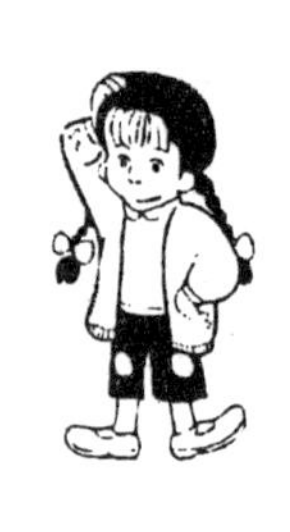

【五加皮酒】

功效：止痛，特別是風濕、關節痛有效，又具健胃強壯的效果。

藥方：五加皮八十公克，精製砂糖一五〇公克，米酒一公升。

製法：①將五加皮切細。

②將五加皮及精製砂糖，米酒放入瓶內，密閉起來放於陰暗場所保存。

③經二～三個月後抽出成分，用布過濾移細口瓶內。

用法：一日量為三十cc，早上及傍晚各飲用兩次，要長期飲用。

【丁字酒】

功效：具有健胃、促進消化機能、興奮的效用，藥酒也具同樣效果，飲後體內容易吸收。

藥方：丁字十五公克，精製砂糖一五〇公克，米酒七二〇公撮。

製法：①將良質丁字與米酒放入細口瓶內。

②一個月後用布過濾，捨去成分。

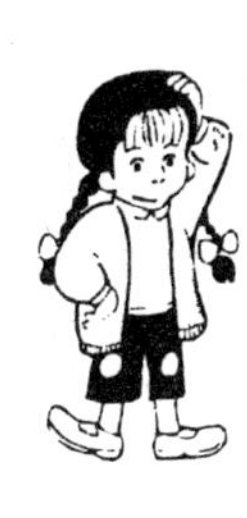

③移到別的細口瓶內再放入砂糖，稍微搖動瓶子使砂糖溶化就成丁字酒。

用法：一次飲用十五cc，可滲水一起飲用。

【酸棗仁酒】

功效：除治失眠症外，治神經衰弱、多眠症、寢汗亦有效。

藥方：酸棗仁一〇〇公克，精製砂糖一五〇公克，米酒七二〇公撮。

製法：①選購酸棗仁時要選漂亮的紅黑色，良質的。放入瓶內，注入米酒，置於陰暗場所。

②一個月後抽出成分，用布過濾，移入細口瓶內，加入精製砂糖。

用法：一日一次約十五～二十cc，就寢前服用。

【甘草酒】

功效：治咳、消除喉痛。

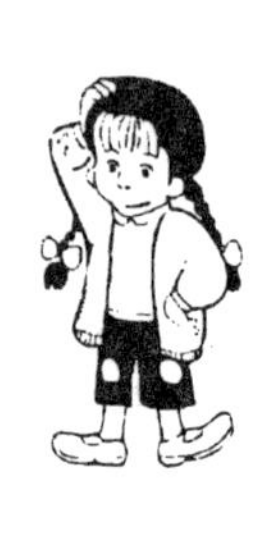

藥方：甘草五十公克，米酒七二〇公撮（不使用糖類）。

製法：將甘草切細，與米酒放入細口瓶內。經二～三個月後用布過濾移到別的細口瓶內。捨去殘渣。

用法：一次量服用十五cc，一日服用三次。

【大棗酒】

功效：具強壯、鎮咳、鎮痛的效果。

藥方：大棗三〇〇公克，精製砂糖二〇〇公克，米酒一・八公升。

製法：①將大棗細切。

②放入瓶內，注入米酒。

③經二個月後抽出成分，用布過濾，移到別的細口瓶內，加入砂糖，砂糖溶化時即成大棗酒，放於陰暗場所保存。

用法：以強壯、鎮痛之目的來喝時一日量為三十cc左右，治咳嗽時，與甘草同量混合，一次服用十五～二十cc即可。

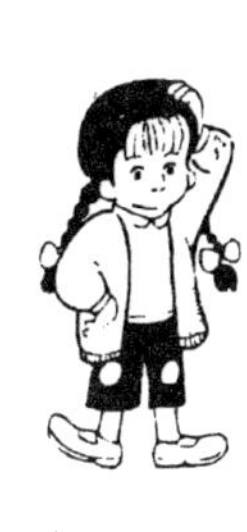

【金銀花酒】

功效：具解毒的效果，適用於治腫疱、濃瘡。治冷感症、月經痛，治高血壓，又有健胃、整腸、恢復疲勞效果。

藥方：金銀花四五公克，桂皮三十公克、紅花十公克，丁字一・五公克，精製砂糖一五〇公克，米酒一・八公升。

製法：①在寬口瓶內放入金銀花、桂皮、紅花、丁字、精製砂糖、米酒，密閉後放於陰暗場所。

②經二～三個月，過濾後移入細口瓶內。

用法：一日量飲三十cc，早上與傍晚各飲二次。

【當歸酒】

功效：治女性頭痛、肩膀痠痛、歇斯底里症的鎮靜，月經不順。

藥方：當歸五十公克，精製砂糖一〇〇公克，米酒七二〇公撮。

製法：①購買切細的當歸，放入瓶內。

②加入砂糖、米酒，放於陰暗場所。

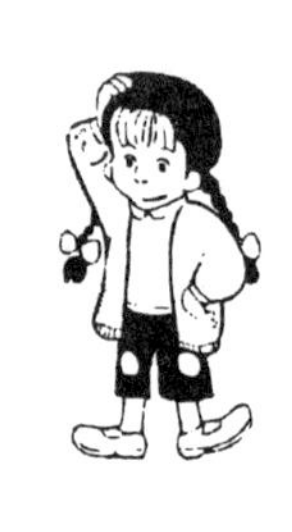

③經三個月至六個月完成，六個月後過濾移入細口瓶內，殘渣捨去。

※與川芎酒、地黃酒一起做雞尾酒，更具效果。

用法：一次量二十cc，儘量在就寢前服用一次。

【川芎酒】

功效：具補血、增血作用，能治貧血症、冷感症、月經不順。又有鎮靜作用，寢前服用能使睡眠良好。

藥方：川芎五十公克，精製砂糖一〇〇公克，米酒七二〇公撮。

製法：①將切碎的川芎放入瓶內，再加入精製砂糖、米酒。

②經三～六個月完成，完成之後過濾移入細口瓶內。殘渣捨去。

※將當歸酒、地黃酒、川芎酒、芍藥酒各十cc混合作雞尾酒，成為四物湯的變方藥酒，可增加效果。

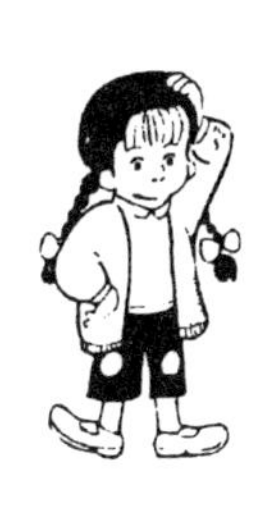

【萬能酒】

功效：有強壯強精滋養的效果。

藥方：何首烏錢半　高麗參兩二　茯苓兩二　淫羊藿兩二　甘草錢半
熟地六錢　甘杞六錢　白朮兩二

製法：將藥劑放入深底盤子浸酒，蒸二十分鐘，反覆九蒸九曬，加蜂蜜後，再放米酒二瓶、高粱酒一瓶，儲藏一個月即成，於就寢前，服用一小杯。

【長春不老湯】

功效：女用調經劑，月事前後服用四天，改善生理通順。

藥方：當歸二錢　茯苓二錢　陳皮錢二　白朮錢二　山藥錢二　芍藥錢二　菟絲子八分　杜仲八分　甘草二片（一天份）

製法：芍藥、菟絲子要先浸酒後炒，杜仲也炒後和其他藥劑合起來，以三碗水煎一碗半服用。

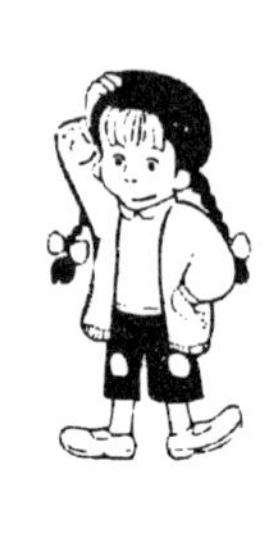

【慈母湯】

功效：月經不順或更年期障礙者，連續服用三個月即見效。生理上無障礙者月服一、二次即可。

藥方：高麗參錢半　黃耆錢半　熟地黃錢二　白朮錢二　阿膠八分　山茱萸八分　香付子六分　甘草二片　地榆六分　升麻六分

製法：以三碗水煎一碗服用。

【枸杞酒】

功效：夫妻和合秘酒。

藥方：枸杞子三兩　冰糖或糖蜜三兩

製法：浸米酒二瓶，高粱酒一瓶，栓好放一至二個月後服用。

【酸棗仁湯】

功效：治疲勞、失眠、腦神經衰弱等症。

藥方：酸棗仁四錢　知母八分　川芎八分　茯苓錢三　甘草二片

製法：三碗水煎一碗服用。

※酸棗仁有增強神經功效，知母有鎮靜滋潤強壯功效，川芎有消除鬱氣症狀、茯苓有強壯利尿及鎮靜功效。

【人參固本湯】

功效：有強壯強精，消除疲勞，防止老化功效。

藥方：①正川巴戟天二錢七　酸棗仁錢三　遠志錢三　茯苓二錢二　生薑八分　柏子仁錢二　黃耆錢二　當歸錢三　菟絲子錢三

②人參錢三　正肉桂錢三

製法：先將第①項的藥劑用三碗水以文火煎成一碗半，去渣後再放入第②項人參肉桂，蒸一小時後服用。蒸時碗要加蓋，以免藥氣蒸發。

【保腎丸】

功效：（返少丹）治陰痿、早洩、消除疲勞、頭昏、貧血、目眩、糖

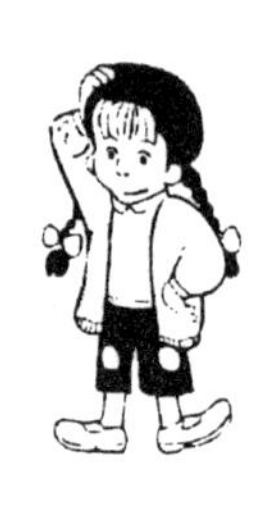

尿病等症，女性亦可服用。一次十粒（約三錢重），早晚空腹時服用。

藥方：熟地四錢　山藥　牛七　枸杞　山茱萸　茯苓　杜仲各一錢　遠志　五味子各一錢　楮實　小茴香各五分　巴戟天　肉蓯蓉各一錢　石菖蒲一錢

製法：將上列藥劑研成粉末，加棗肉成蜜丸，以鹽水或酒服下。

※將保腎丸三錢　加斑鳩一隻　生薑四錢　米酒半碗的蒸汁，配上鵪鶉蛋八粒，食用可消除陰痿現象。

閨房秘方

【太平公主萬聲嬌】

功效：能頑強久戰，增加閨房之樂。

藥方：遠志（去心）二錢　蛇床子一錢　五倍子二錢

用法：研成粉末調津，抹於陰莖上，可分多次使用。

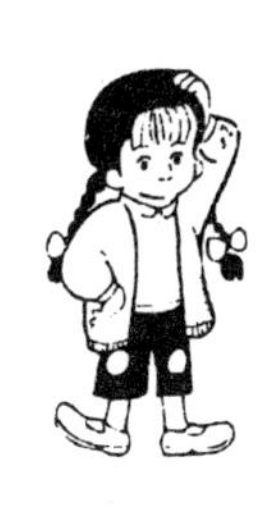

【怡情固精丹】

功效：愈戰愈勇，有早洩習慣者不妨一試。

藥方：五味子　遠志　木香　蛇床子各二錢

用法：研成粉末調津，抹於陰莖上，可分多次使用。

食補

【雞蓉枸杞子】

功效：滋養強壯

製法：雞腿一支　豬肉或火腿二兩　生薑二片　枸杞子五錢　枸杞葉五兩　紅棗十二粒　烏棗八粒加一些鹽、太白粉攪拌，放一點老酒燉食。

【冰糖銀耳】

藥方：白木耳四分　冰糖一杯　水三杯

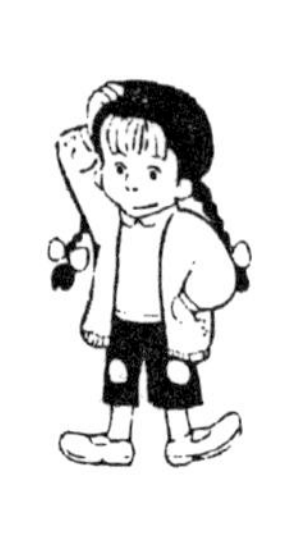

製法：①將白木耳放在冷水泡開後去水。

②用冰糖作成糖漿，加上前項白木耳與開水，放入有蓋的茶杯蒸食，夏季可以放在冰箱，當做涼飲服用。

③可以加罐頭櫻桃、柑橘、楊桃、鳳梨、荔枝、桂圓等。

【冰糖燕窩】

功效：燕窩為中國名菜之一，適合男人與老人食用的最佳滋養品。對病弱者或患有結核症者更有妙效。

製法：將燕窩以開水泡開後，將細毛去除，其他作法與冰糖銀耳同。

【八仙長壽糕】

功效：滋養、強壯、生津、鎮痛。

藥方：茯苓八錢　黑豆、黑芝麻二大匙　芡實四錢　人參四錢　玉竹　淮山藥　紅蓮子各四錢　白扁豆四錢　糯米二杯　山椒粉少許　奶油、麻油、豬油各八錢　砂糖二杯

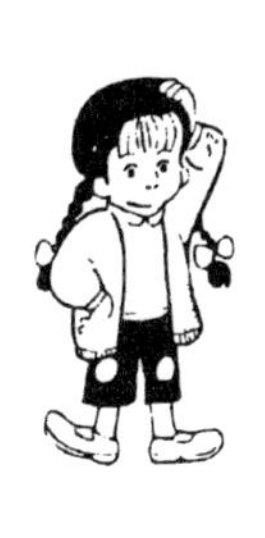

製法：①茯苓、芡實、芝麻、黑豆等要炒好。

②人參、玉竹、淮山藥（山芋）等蒸後曬乾。

③紅蓮子與白扁豆同時炒。

④糯米洗好，放水蒸後曬乾。

⑤將①至④材料放在烤箱加熱後，放在磨子裏磨成粉。

⑥麻油、豬油、奶油各八錢，放在鍋裏加熱，使油融化，再加上⑤的材料，放糖攪勻，再用木型模子壓成糕。

【鹿茸雞湯】

功效：有助於強壯身體、消除疲勞、老人病、神經衰弱、促進新陳代謝、調整自律神經。

材料：鹿茸八分（用柿茸最佳，粉茸亦可）雞湯二杯

製法：①烏骨雞或幼雞的翅膀一塊，加水四碗，以文火煮成半量。

②柿茸用半杯開水沖泡，蓋上蓋子，再加上前項雞湯，加熱後食用。如果鹿茸品質較硬時，再加一杯水，用文火煎食。

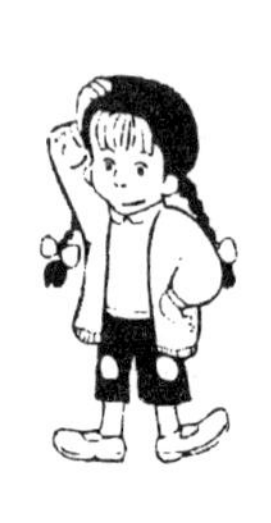

【核桃酪】

功效：強精美容食。

材料及製法：

①黃豆半斤　白芨兩二　炒好後磨成粉末

②核桃十個放在杯子裏加蓋，浸開水五分鐘。

③米一杯於前夕洗淨浸水。

④剝去胡桃薄皮後連同米加六杯水，磨成漿再過濾。

⑤過濾後的原汁放入鍋內，加三杯水，再加上第一項的黃豆、白芨粉末，並加糖後，不斷攪拌文火煮食。

【人參雞湯】

製法：烏骨雞一隻　參腳三錢　糯米一茶杯　老酒半碗　葱白三支

生薑三大片燉食。

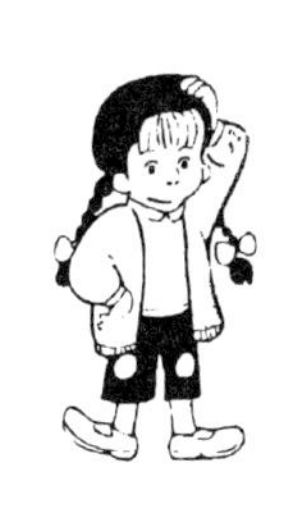

【清蒸人參雞】

製法：雞一隻　鵪鶉蛋六粒　人參二錢　天門冬三錢　老酒（或白蘭地）半碗燉食。

【冬蟲夏草燉雞】

製法：雞一隻　豬肉（瘦肉）二兩　蔥白三支　生薑三大片　水五碗
冬蟲夏草三束　火腿三片　老酒二大匙　鹽少許

【花茶】

功效：養生仙藥，經常飲用，精神爽快。

國人喜歡飲茶，茶的種類繁多，如能選上好的茶飲用，不但能止渴，且滿口芬香，精神舒爽，不但會滿足嗜好，並能增進健康。飯後喝一杯香片茶，能去脂肪、幫助消化，防止發胖。

上述秘方所開藥劑因品質有真偽優劣之分，對於藥效影響很大，且價錢懸殊，配藥時要特別小心。

大展出版社有限公司
品冠文化出版社

圖書目錄

地址：台北市北投區（石牌）
致遠一路二段 12 巷 1 號
郵撥：01669551＜大展＞
19346241＜品冠＞
電話：(02) 28236031
28236033
28233123
傳真：(02) 28272069

·熱門新知·品冠編號 67

1. 圖解基因與 DNA （精） 中原英臣主編 230 元
2. 圖解人體的神奇 （精） 米山公啟主編 230 元
3. 圖解腦與心的構造 （精） 永田和哉主編 230 元
4. 圖解科學的神奇 （精） 鳥海光弘主編 230 元
5. 圖解數學的神奇 （精） 柳 谷 晃著 250 元
6. 圖解基因操作 （精） 海老原充主編 230 元
7. 圖解後基因組 （精） 才園哲人著 230 元
8. 圖解再生醫療的構造與未來 才園哲人著 230 元
9. 圖解保護身體的免疫構造 才園哲人著 230 元
10. 90 分鐘了解尖端技術的結構 志村幸雄著 280 元

·名人選輯·品冠編號 671

1. 佛洛伊德 傅陽主編 200 元
2. 莎士比亞 傅陽主編 200 元
3. 蘇格拉底 傅陽主編 200 元
4. 盧梭 傅陽主編 200 元

·圍棋輕鬆學·品冠編號 68

1. 圍棋六日通 李曉佳編著 160 元
2. 布局的對策 吳玉林等編著 250 元
3. 定石的運用 吳玉林等編著 280 元
4. 死活的要點 吳玉林等編著 250 元

·象棋輕鬆學·品冠編號 69

1. 象棋開局精要 方長勤審校 280 元
2. 象棋中局薈萃 言穆江著 280 元

·生活廣場·品冠編號 61

1. 366 天誕生星 李芳黛譯 280 元

2. 366天誕生花與誕生石 李芳黛譯 280元
3. 科學命相 淺野八郎著 220元
4. 已知的他界科學 陳蒼杰譯 220元
5. 開拓未來的他界科學 陳蒼杰譯 220元
6. 世紀末變態心理犯罪檔案 沈永嘉譯 240元
7. 366天開運年鑑 林廷宇編著 230元
8. 色彩學與你 野村順一著 230元
9. 科學手相 淺野八郎著 230元
10. 你也能成為戀愛高手 柯富陽編著 220元
11. 血型與十二星座 許淑瑛編著 230元
12. 動物測驗—人性現形 淺野八郎著 200元
13. 愛情、幸福完全自測 淺野八郎著 200元
14. 輕鬆攻佔女性 趙奕世編著 230元
15. 解讀命運密碼 郭宗德著 200元
16. 由客家了解亞洲 高木桂藏著 220元

·女醫師系列·品冠編號62

1. 子宮內膜症 國府田清子著 200元
2. 子宮肌瘤 黑島淳子著 200元
3. 上班女性的壓力症候群 池下育子著 200元
4. 漏尿、尿失禁 中田真木著 200元
5. 高齡生產 大鷹美子著 200元
6. 子宮癌 上坊敏子著 200元
7. 避孕 早乙女智子著 200元
8. 不孕症 中村春根著 200元
9. 生理痛與生理不順 堀口雅子著 200元
10. 更年期 野末悅子著 200元

·傳統民俗療法·品冠編號63

1. 神奇刀療法 潘文雄著 200元
2. 神奇拍打療法 安在峰著 200元
3. 神奇拔罐療法 安在峰著 200元
4. 神奇艾灸療法 安在峰著 200元
5. 神奇貼敷療法 安在峰著 200元
6. 神奇薰洗療法 安在峰著 200元
7. 神奇耳穴療法 安在峰著 200元
8. 神奇指針療法 安在峰著 200元
9. 神奇藥酒療法 安在峰著 200元
10. 神奇藥茶療法 安在峰著 200元
11. 神奇推拿療法 張貴荷著 200元
12. 神奇止痛療法 漆 浩 著 200元
13. 神奇天然藥食物療法 李琳編著 200元

14. 神奇新穴療法	吳德華編著	200 元
15. 神奇小針刀療法	韋丹主編	200 元

・常見病藥膳調養叢書・品冠編號 631

1. 脂肪肝四季飲食	蕭守貴著	200 元
2. 高血壓四季飲食	秦玖剛著	200 元
3. 慢性腎炎四季飲食	魏從強著	200 元
4. 高脂血症四季飲食	薛輝著	200 元
5. 慢性胃炎四季飲食	馬秉祥著	200 元
6. 糖尿病四季飲食	王耀獻著	200 元
7. 癌症四季飲食	李忠著	200 元
8. 痛風四季飲食	魯焰主編	200 元
9. 肝炎四季飲食	王虹等著	200 元
10. 肥胖症四季飲食	李偉等著	200 元
11. 膽囊炎、膽石症四季飲食	謝春娥著	200 元

・彩色圖解保健・品冠編號 64

1. 瘦身	主婦之友社	300 元
2. 腰痛	主婦之友社	300 元
3. 肩膀痠痛	主婦之友社	300 元
4. 腰、膝、腳的疼痛	主婦之友社	300 元
5. 壓力、精神疲勞	主婦之友社	300 元
6. 眼睛疲勞、視力減退	主婦之友社	300 元

・休閒保健叢書・品冠編號 641

1. 瘦身保健按摩術	聞慶漢主編	200 元
2. 顏面美容保健按摩術	聞慶漢主編	200 元
3. 足部保健按摩術	聞慶漢主編	200 元
4. 養生保健按摩術	聞慶漢主編	280 元

・心 想 事 成・品冠編號 65

1. 魔法愛情點心	結城莫拉著	120 元
2. 可愛手工飾品	結城莫拉著	120 元
3. 可愛打扮 & 髮型	結城莫拉著	120 元
4. 撲克牌算命	結城莫拉著	120 元

・少 年 偵 探・品冠編號 66

1. 怪盜二十面相	（精）	江戶川亂步著	特價 189 元
2. 少年偵探團	（精）	江戶川亂步著	特價 189 元

3. 妖怪博士 （精） 江戶川亂步著 特價 189元
4. 大金塊 （精） 江戶川亂步著 特價 230元
5. 青銅魔人 （精） 江戶川亂步著 特價 230元
6. 地底魔術王 （精） 江戶川亂步著 特價 230元
7. 透明怪人 （精） 江戶川亂步著 特價 230元
8. 怪人四十面相 （精） 江戶川亂步著 特價 230元
9. 宇宙怪人 （精） 江戶川亂步著 特價 230元
10. 恐怖的鐵塔王國 （精） 江戶川亂步著 特價 230元
11. 灰色巨人 （精） 江戶川亂步著 特價 230元
12. 海底魔術師 （精） 江戶川亂步著 特價 230元
13. 黃金豹 （精） 江戶川亂步著 特價 230元
14. 魔法博士 （精） 江戶川亂步著 特價 230元
15. 馬戲怪人 （精） 江戶川亂步著 特價 230元
16. 魔人銅鑼 （精） 江戶川亂步著 特價 230元
17. 魔法人偶 （精） 江戶川亂步著 特價 230元
18. 奇面城的秘密 （精） 江戶川亂步著 特價 230元
19. 夜光人 （精） 江戶川亂步著 特價 230元
20. 塔上的魔術師 （精） 江戶川亂步著 特價 230元
21. 鐵人Q （精） 江戶川亂步著 特價 230元
22. 假面恐怖王 （精） 江戶川亂步著 特價 230元
23. 電人M （精） 江戶川亂步著 特價 230元
24. 二十面相的詛咒 （精） 江戶川亂步著 特價 230元
25. 飛天二十面相 （精） 江戶川亂步著 特價 230元
26. 黃金怪獸 （精） 江戶川亂步著 特價 230元

・武 術 特 輯・大展編號 10

1. 陳式太極拳入門 馮志強編著 180元
2. 武式太極拳 郝少如編著 200元
3. 中國跆拳道實戰 100 例 岳維傳著 220元
4. 教門長拳 蕭京凌編著 150元
5. 跆拳道 蕭京凌編譯 180元
6. 正傳合氣道 程曉鈴譯 200元
7. 實用雙節棍 吳志勇編著 200元
8. 格鬥空手道 鄭旭旭編著 200元
9. 實用跆拳道 陳國榮編著 200元
10. 武術初學指南 李文英、解守德編著 250元
11. 泰國拳 陳國榮著 180元
12. 中國式摔跤 黃 斌編著 180元
13. 太極劍入門 李德印編著 180元
14. 太極拳運動 運動司編 250元
15. 太極拳譜 清・王宗岳等著 280元
16. 散手初學 冷 峰編著 200元
17. 南拳 朱瑞琪編著 180元

18. 吳式太極劍	王培生著	200 元
19. 太極拳健身與技擊	王培生著	250 元
20. 秘傳武當八卦掌	狄兆龍著	250 元
21. 太極拳論譚	沈 壽著	250 元
22. 陳式太極拳技擊法	馬 虹著	250 元
23. 二十四式 三十二式 太極 拳 劍	闞桂香著	180 元
24. 楊式秘傳 129 式太極長拳	張楚全著	280 元
25. 楊式太極拳架詳解	林炳堯著	280 元
26. 華佗五禽劍	劉時榮著	180 元
27. 太極拳基礎講座：基本功與簡化 24 式	李德印著	250 元
28. 武式太極拳精華	薛乃印著	200 元
29. 陳式太極拳拳理闡微	馬 虹著	350 元
30. 陳式太極拳體用全書	馬 虹著	400 元
31. 張三豐太極拳	陳占奎著	200 元
32. 中國太極推手	張 山主編	300 元
33. 48 式太極拳入門	門惠豐編著	220 元
34. 太極拳奇人奇功	嚴翰秀編著	250 元
35. 心意門秘籍	李新民編著	220 元
36. 三才門乾坤戊己功	王培生編著	220 元
37. 武式太極劍精華＋VCD	薛乃印編著	350 元
38. 楊式太極拳	傅鐘文演述	200 元
39. 陳式太極拳、劍 36 式	闞桂香編著	250 元
40. 正宗武式太極拳	薛乃印著	220 元
41. 杜元化＜太極拳正宗＞考析	王海洲等著	300 元
42. ＜珍貴版＞陳式太極拳	沈家楨著	280 元
43. 24 式太極拳＋VCD	中國國家體育總局著	350 元
44. 太極推手絕技	安在峰編著	250 元
45. 孫祿堂武學錄	孫祿堂著	300 元
46. ＜珍貴本＞陳式太極拳精選	馮志強著	280 元
47. 武當趙堡太極拳小架	鄭悟清傳授	250 元
48. 太極拳習練知識問答	邱丕相主編	220 元
49. 八法拳 八法槍	武世俊著	220 元
50. 地趟拳＋VCD	張憲政著	350 元
51. 四十八式太極拳＋DVD	楊 靜演示	400 元
52. 三十二式太極劍＋VCD	楊 靜演示	300 元
53. 隨曲就伸 中國太極拳名家對話錄	余功保著	300 元
54. 陳式太極拳五功八法十三勢	闞桂香著	200 元
55. 六合螳螂拳	劉敬儒等著	280 元
56. 古本新探華佗五禽戲	劉時榮編著	180 元
57. 陳式太極拳養生功＋VCD	陳正雷著	350 元
58. 中國循經太極拳二十四式教程	李兆生著	300 元
59. ＜珍貴本＞太極拳研究	唐豪・顧留馨著	250 元
60. 武當三豐太極拳	劉嗣傳著	300 元
61. 楊式太極拳體用圖解	崔仲三編著	400 元

62. 太極十三刀　張耀忠編著　230 元
63. 和式太極拳譜＋VCD　和有祿編著　450 元
64. 太極內功養生術　關永年著　300 元
65. 養生太極推手　黃康輝編著　280 元
66. 太極推手祕傳　安在峰編著　300 元
67. 楊少侯太極拳用架真詮　李璉編著　280 元
68. 細說陰陽相濟的太極拳　林冠澄著　350 元
69. 太極內功解祕　祝大彤編著　280 元
70. 簡易太極拳健身功　王建華著　180 元
71. 楊氏太極拳真傳　趙斌等著　380 元
72. 李子鳴傳梁式直趟八卦六十四散手掌　張全亮編著　200 元
73. 炮捶 陳式太極拳第二路　顧留馨著　330 元
74. 太極推手技擊傳真　王鳳鳴編著　300 元
75. 傳統五十八式太極劍　張楚全編著　200 元
76. 新編太極拳對練　曾乃梁編著　280 元
77. 意拳拳學　王薌齋創始　280 元
78. 心意拳練功竅要　馬琳璋著　300 元
79. 形意拳搏擊的理與法　買正虎編著　300 元
80. 拳道功法學　李玉柱編著　300 元
81. 精編陳式太極拳拳劍刀　武世俊編著　300 元
82. 現代散打　梁亞東編著　200 元
83. 形意拳械精解（上）　邸國勇編著　480 元
84. 形意拳械精解（下）　邸國勇編著　480 元
85. 楊式太極拳詮釋【理論篇】　王志遠編著　200 元
86. 楊式太極拳詮釋【練習篇】　王志遠編著　280 元
87. 中國當代太極拳精論集　余功保主編　500 元
88. 八極拳運動全書　安在峰編著　480 元
89. 陳氏太極長拳 108 式＋VCD　王振華著　350 元

・彩色圖解太極武術・大展編號 102

1. 太極功夫扇　李德印編著　220 元
2. 武當太極劍　李德印編著　220 元
3. 楊式太極劍　李德印編著　220 元
4. 楊式太極刀　王志遠著　220 元
5. 二十四式太極拳(楊式)＋VCD　李德印編著　350 元
6. 三十二式太極劍(楊式)＋VCD　李德印編著　350 元
7. 四十二式太極劍＋VCD　李德印編著　350 元
8. 四十二式太極拳＋VCD　李德印編著　350 元
9. 16 式太極拳 18 式太極劍＋VCD　崔仲三著　350 元
10. 楊氏 28 式太極拳＋VCD　趙幼斌著　350 元
11. 楊式太極拳 40 式＋VCD　宗維潔編著　350 元
12. 陳式太極拳 56 式＋VCD　黃康輝等著　350 元
13. 吳式太極拳 45 式＋VCD　宗維潔編著　350 元

國家圖書館出版品預行編目資料

王朝秘藥—媚酒／陸明編著
—初版—臺北市，大展，民96
面；21公分—（健康加油站；20）
ISBN 978-957-468-515-8（平裝）
1. 方劑學(中醫)　2. 藥酒
414.65　　95025352

王朝秘藥—媚酒

ISBN-13：978-957-468-515-8
ISBN-10：957-468-515-2

編著者／陸　明
發行人／蔡　森　明
出版者／大展出版社有限公司
社　址／台北市北投區（石牌）致遠一路2段12巷1號
電　話／(02) 28236031・28236033・28233123
傳　真／(02) 28272069
郵政劃撥／01669551
網　址／www.dah-jaan.com.tw
E-mail／service@dah-jaan.com.tw
登記證／局版臺業字第2171號
承印者／國順文具印刷行
裝　訂／建鑫裝訂有限公司
排版者／千兵企業有限公司
初版1刷／2007年（民96年）3月

定　價／180元

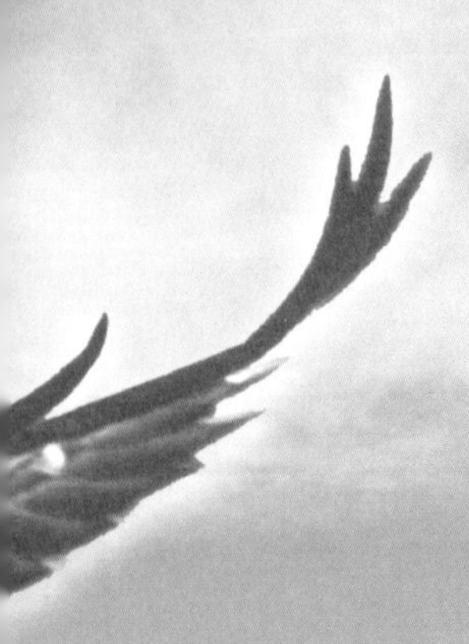

大展好書　好書大展

品嘗好書　冠群可期

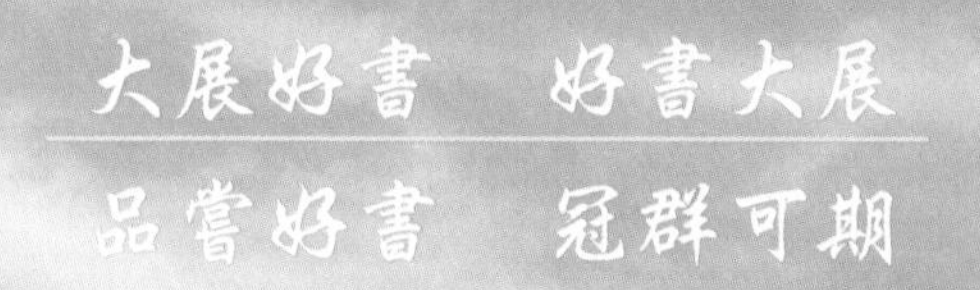
大展好書　好書大展
品嘗好書　冠群可期

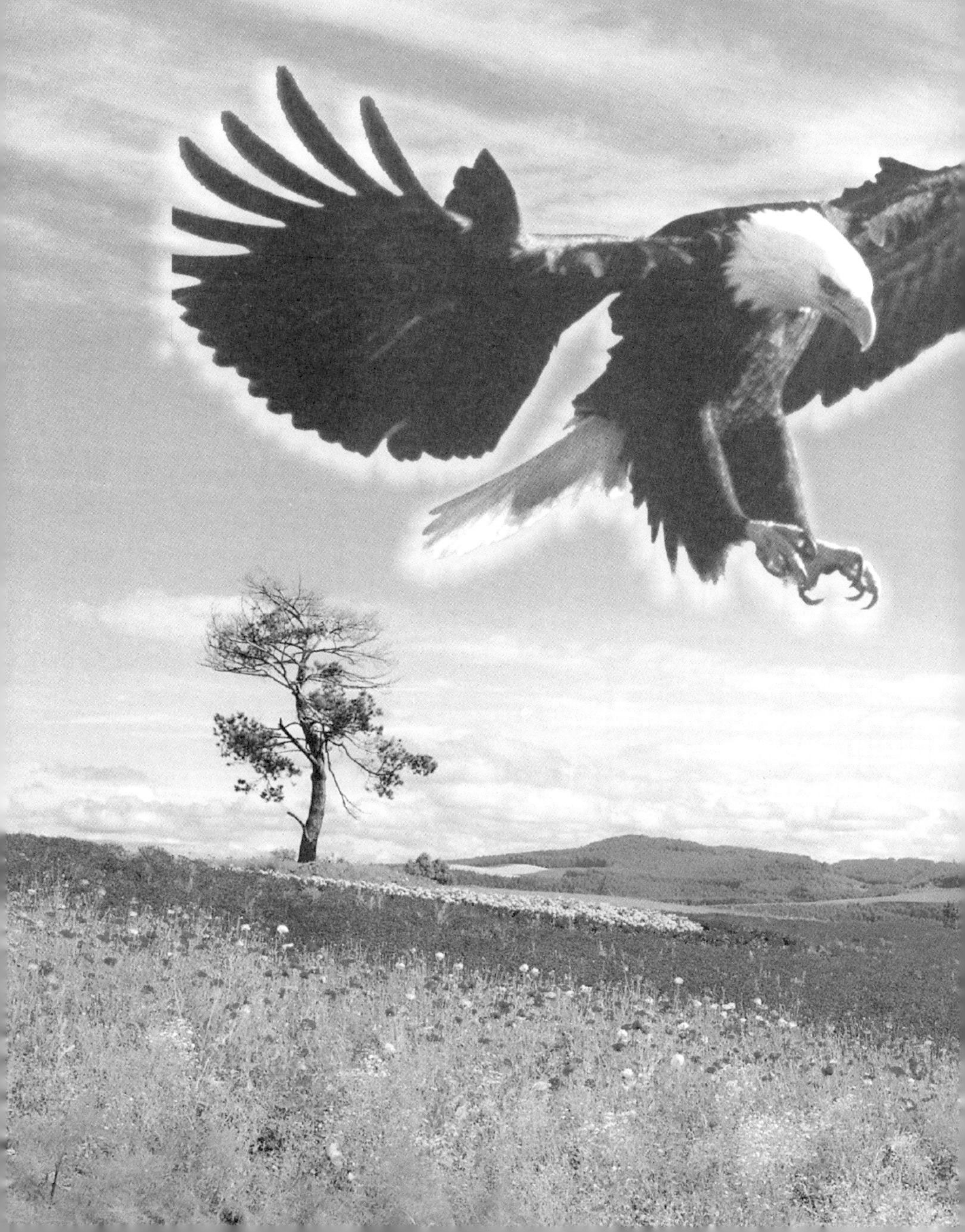